一推就好

张宇小儿推拿速效秘方集

张　宇　李春英　编著

中国盲文出版社

图书在版编目（CIP）数据

一推就好：张宇小儿推拿速效秘方集：大字版／张宇，李春英编著．—北京：中国盲文出版社，2019.10
ISBN 978-7-5002-9114-5

Ⅰ.①一…　Ⅱ.①张…②李…　Ⅲ.①小儿疾病—推拿　Ⅳ.①R244.1

中国版本图书馆CIP数据核字（2019）第118271号

一推就好：张宇小儿推拿速效秘方集

编　　著：张　宇　李春英
责任编辑：高铭坚　韩明娟
出版发行：中国盲文出版社
社　　址：北京市西城区太平街甲6号
邮政编码：100050
印　　刷：东港股份有限公司
经　　销：新华书店
开　　本：710×1000　1/16
字　　数：81千字
印　　张：11.5
版　　次：2019年10月第1版　2019年10月第1次印刷
书　　号：ISBN 978-7-5002-9114-5/R·1190
定　　价：40.00元
销售服务热线：（010）83190297　83190289　83190292

推走疾病，推出健康

“全家老少齐推推，身通经畅精神爽。”

张宇小儿推拿传承了几代人的祛病绝技，帮助千千万万的孩子找回了健康，只要找对导致身体异常的原因，调病有法，祛病有路，就能恢复健康，重新点燃生命之火。

家长的思维决定孩子的命运，家长接受小儿推拿就是迈出了重要一步。孩子有病总治不好，转个弯，寻找一下其他路径，往往会有意想不到的收获。

您知道吗，这世上还有不用药、不打针就能通向健康的技法，她是那么久远，那么简单，那么有效，让那么多人感恩、感动、感叹、动容、泪流，那就是张宇小儿推拿。您什么都不损失，只要花一点点时间，针对孩子的身体状况，选对穴位，运用简单的推拿手法，既不疼，也无害，就能充分调整五脏六腑的功能，恢复阴阳平衡，预防重大疾病的发生，从而获得健康。

小儿推拿是中医学的一部分，承载着古人的智慧和光芒，为人们解除病痛。张宇小儿推拿让您更加懂得经络的循行规律，以及特效穴位对脏腑的作用，更好地为孩子解决健康问题。此法的独特之处是不仅对孩子有效，对成人的疗效同样了得，精彩案例会在本书中有详细的介绍。

华夏先人的智慧一直在护佑世代子孙的健康。小儿推拿是如此简单、方便、速效，一人学会了，全家老少皆受益。即将为您奉献——张宇祖传四代小儿推拿人的防病调病经验。

张　宇

2018 年 5 月

内容提要

本书是张宇（新浪名博大V：张宇中医小儿推拿）祖传4代经验传承和自己20多年临床实践经验采撷，重在呈现中医小儿推拿简单、实用和疗效迅速的特点。书中介绍了小儿推拿简单常识、24个穴位、4种手法；8种天天可以操作、保持健康的方法；家长的实践速效反馈；切断病源的方法（日常如何把控七情、平和心态，如何衣、行、吃、喝、拉、撒、睡等）；张宇临床实践疗效显著的小儿常见病及疑难病。本书以实例问答形式解释常见病的原因、归经和解决方法，有160套速效简易秘穴方供您选择使用，一学就会。还愁孩子有病束手无策吗？由张宇中医小儿推拿学起，从根入手，还孩子健康。

目　录

CONTENTS

第 1 章

小儿推拿入门指导

第 2 章 日常保健手法

第 3 章

实例问答

——脏腑病症归经推拿法的运用

第 4 章

精彩案例分享

第 1 章

小儿推拿入门指导

推拿疗法的来历

推拿是中医学的一个分支，有2000多年的历史，是人们在与疾病斗争中逐渐摸索出的经验。早在春秋战国时期，《黄帝内经》对推拿疗法就有较为具体的论述；秦汉时期，推拿成为主要的调养方法之一；三国时期，出现了膏摩和导引术；魏晋隋唐时期，基本上形成了系统的推拿疗法；宋元时期，推拿疗法的适用范围进一步扩大；明清时期，推拿疗法达到鼎盛，民间出现了不少推拿名医和推拿著作，对推拿疗法和适应证都有系统而全面的论述，而且逐渐分成许多流派。20世纪三四十年代，一些人提出“废止旧医”，使推拿陷入了历史上的低谷，仅仅停留在家传口授的境地。

新中国成立后，国家大力提倡中医，挖掘民间中医特殊技能人才，人才辈出。多采取师带徒的形式，不分男女，广泛培训，大批中医技能人员服务百姓，为人民解除病痛。近年来，随着推拿医疗机构和学术团体相继成立，推拿书籍大量出版，民间推拿疗法得到进一步挖掘，推拿医疗保健正在快速发展，大批推拿技术人员一展身手，为国人的健康贡献着力量。

未来的目标——让推拿走进千家万户，大人、孩子齐受益，让推拿绽放更加绚烂的光彩。

推拿疗法的原理

穴位是经络的一部分，经络又是体内气血的运行通道，连接着脏腑。穴位是气血的聚焦点，通过推拿刺激皮肤表面的穴位，可以疏通经络，畅达气血，扶正祛邪，调整五脏六腑的功能，达到祛病健身的目的。

现代医学认为，推拿是通过手法产生力，力产生能，通过穴位、经络、神经来传递，起到预防疾病和调理身体的作用。推拿对人体十大生理系统（包括神经系统、内分泌系统、免疫系统、呼吸系统、消化系统、循环系统、泌尿系统、生殖系统、运动系统、感觉系统）有双向调节作用，可以加速营养代谢，促进废物排出，是目前较为有效的排毒方法之一。此外，推拿还可以促进血液和淋巴回流，增加血液中的免疫细胞，增强细胞吞噬细菌和病毒的能力，提高免疫力，从而战胜疾病。

小儿推拿的作用

推拿具有调理和保健的双重功效。必须接受药物治疗的人，辅以推拿疗法，可加快治愈的过程，并能减轻药物对机体的毒副作用。张宇小儿推拿不仅适用于小儿，成人也可适用，具体作用体现在以下几个方面：

（1）通过手法起到汗、吐、下、温、清、消、补、通的作用，畅通全身经络，平衡阴阳，调和脏腑，行气和血。

（2）补虚扶弱，培补先天和后天的不足，提正气，助精神，补肾填精，强筋健骨，补血生肌，健脑益智。

（3）养肝，止抽风，降颅压，安神助眠，通窍醒脑，止头痛、眩晕。

（4）发汗解表，祛风散邪，解暑除烦，清热解毒，退热潜阳，引火归原，滋阴生津，明目利咽。

（5）保肺，止咳平喘，消炎，化痰。

（6）疏肝理气，调理乳房、子宫、卵巢、前列腺的功能，适用于月经不调、不孕不育等证。

（7）除胸闷、胸痛、两胁胀痛，退黄疸，增强肝胆的功能。

（8）健脾和胃，止呕吐，消腹胀，润燥通便，除口臭，收敛溃疡，加速胃肠蠕动，增强食欲，抑制食欲过盛，止腹痛、腹泻。

（9）调节心律，改善心肌供氧，促进血液循环，补心气，收敛止汗，适用于心烦、暴躁易怒等症。

（10）利尿消肿，化结石，对肾脏、膀胱等炎症有调节作用。

（11）止血凉血，纠正贫血。

（12）活血化瘀，散结攻坚，可消积块。

（13）改善肌肉萎缩，止痉挛，缓解皮肤瘙痒、关节疼痛麻木，解除生长痛等。

总之，小儿推拿无痛苦，方便、简捷、安全，无毒副作用，是理想的、绿色的保健和调理方法。

小儿推拿的适应证

张宇小儿推拿不仅适用于小儿，成人也可适用，因此以下病症有涉及成人的部分。

1. 头和五官相关病症

囟门凹陷，囟门突起，眼干、痒、红、痛、烂、肿，麦粒肿，霰粒肿，白内障，胬肉，弱视，斜视，视神经萎缩，眼出血，鼻炎，鼻出血，鼻息肉，鼻甲肥厚，腺样体肥大，咽喉炎，梅核气，唇炎，吐弄舌，鹅口疮，口腔溃疡，口臭，口水过多，牙痛，牙龈出血，牙周炎，外耳道炎，中耳炎，乳突炎，耳鸣，耳聋，斜颈，脸肿，面瘫，腮腺炎。

2. 四肢、肌肉、皮肤相关病症

胎毒，水痘，药疹，湿疹，风疹，玫瑰糠

疹，荨麻疹，火疖，皮肤硬肿症，皮肌炎，脐炎，脐疝，水肿，过敏性紫癜，重症肌无力，关节炎，手脚凉，手脚热，两肋痛，营养不良，四肢运动障碍、疼痛、血运不畅，肌肉萎缩。

3. 肿物类相关病症

脑部肿物，眼、耳、鼻、口、喉、颈部肿物，肺部肿物，肝胆肿物，脾胃肿物，肠肿物，肾、膀胱肿物，子宫、卵巢肿物，阴茎、前列腺肿物，四肢肿物。

4. 呼吸系统相关病症

感冒，发热，中暑，喉炎，急、慢性扁桃腺炎，急、慢性支气管炎，肺炎，咳嗽，过敏性咳喘。

5. 循环系统相关病症

心肌受累，心肌缺血，心悸，心绞痛，心律不齐，心动过速，心动过缓，高血压，低血压，心肌梗死恢复期，心包积液，后天形成的各种瓣膜病，汗多，动脉硬化。

6. 消化系统相关病症

呕吐，食管炎，腹胀，腹痛，腹泻，厌食，食欲亢进，膈肌痉挛，胆囊炎，胆结石，胆囊息肉，黄疸，便秘，脱肛，痔疮，阑尾炎初期，疝气，贫血，痢疾，肠梗阻，肠套叠，消化功能障碍而致的生长发育迟缓。

7. 泌尿生殖系统相关病症

尿道炎，尿失禁，肾炎，肾病综合征，膀胱炎，尿毒症（辅助疗法），精子成活率低，不孕症，盆腔炎，白带异常，月经淋漓不断，排卵异常，习惯性流产，肾、膀胱结石，鞘膜积液，腰痛。

8. 神经系统相关病症

头痛，头晕，脑震荡，脑瘫，脑血栓、脑出血后遗症，脑炎恢复期，脑积水，癫痫，发热惊厥，夜游症，夜啼，三叉神经痛，神经衰弱，失眠，突然失语或语言发育迟缓，多动症，口吃，抽动症，嗜睡，幻视，谵语，抑郁症，自闭症。

小儿推拿的要求

（1）室内温度不冷不热，以感觉舒服为度。室内空气保持新鲜，增加室内氧气的含量，可更好地濡养人体。

（2）推拿者修剪指甲，手上皮肤保持滋润光滑，以免刺激孩子的皮肤。推拿前要洗手，讲究卫生。

（3）只需推拿一只手上的穴位，气血就可以通达五脏六腑，起到全身调理的作用，不需要两只手同时推拿。多推拿左手上的穴位，是因为心脏在左侧，推拿左手可使血液循环和能量传递相对快一些。左手如果有问题可以推拿右手，但右手有些穴位的方向跟左手是相反的，应当注意。若手上局部皮肤破溃、起水泡或有骨折、出血等，禁止在该处推拿。

（4）取穴准确，用力适度。切记：不要给孩子推疼了，不要推出水泡，不要推青或推肿了，是否有效不在于用力的大小，而在于穴位的选择是否正确，是否对症。不过，用力也不能过轻，否则就没有效果。推拿速度以每分钟 100～120 次为宜，轻症或是虚寒证的病人，用力宜轻，速度宜慢，每日推拿 1～2 次；重症或是“火大”的人，推拿疗程宜长，适当用力，速度要稍快些，每日多次推拿或连续推拿，根据情况随症加减。

（5）新病、旧病都有的人，哪个病重就先调哪一个。

（6）推拿后出汗者，要注意避外邪，以免加重病情。

（7）推拿穴方的选择：可以选择一个穴方，每天一次或多次推拿；若是多种病因导致的疾病，可以选两个或多个穴方配合推拿，每个穴方的推拿次数视病情而定；推拿过程中或推拿之后，若有不适感，应重新辨证和选择穴方。判断病情时，有时会有一些假象和个体差异，使推拿者难以正确判断，因此需要推拿者在实践中不断积累经验。推拿过程中，病人若感觉体内气行、旋转、麻、胀、跳、热、轻松舒适感、飘浮感等为正常现象。有些患者不太敏感，怎么推也没感觉，此时不要去追求感觉，推拿之后以症状消失为有效。

（8）推拿时避免皮肤摩擦过度，可用爽身粉、淀粉等涂到推拿部位，以免皮肤出泡、磨破等。

小儿推拿的常用手法

张宇小儿推拿根据每位患者的病情，以中医理论为指导，在手及前臂上选取穴位进行推拿。推拿者首先要判断疾病的部位与性质，然后选取适当的穴位，按一定的顺序，通过推、揉、运等手法进行操作。

1. 推法

推法指用指面着力于穴位上，做直线移动的手法（图 1-1）。

推法可分为三种：①补法：向心推（天河水穴除外），如补肾水穴，由小指尖推向小指根。②泻法：离心推，如泻肺金穴，由无名指根推向无名指尖。③平补平泻法：又称清法，即来回推，如清新板门穴。

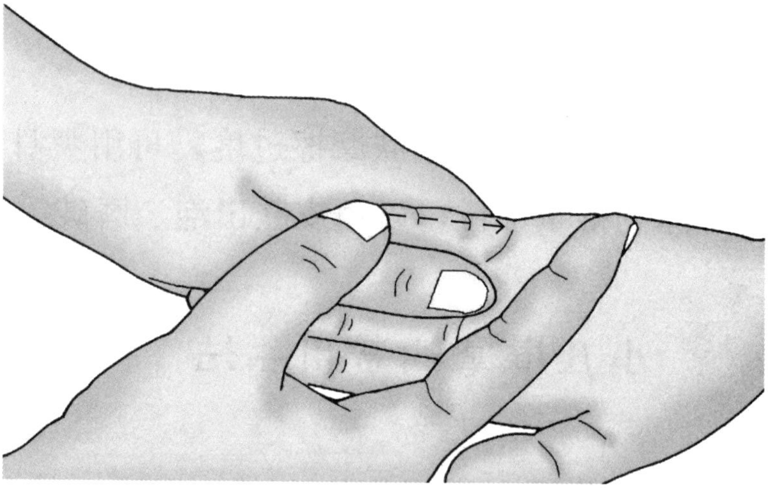

图 1-1 推法

2. 揉法

揉法指用拇指、食指或中指指腹按住某一穴位，不离开穴位本身，带动穴位处的皮肤、脂肪、肌肉等揉动，做左右、上下或顺、逆时针方向旋转的手法（图 1-2）。

3. 运法

运法指用推拿者的左手端平被推拿者的左手（通常以推拿左手为例来讲述），用推拿者的右手拇指指腹，从某一穴位开始，做弧形或环形运动至另一穴位，反复循环操作，最后在终止穴位处停下的手法（图 1-3）。

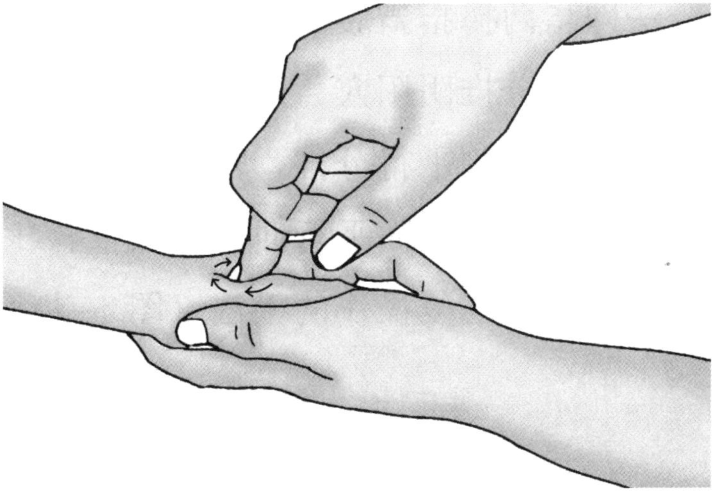

图 1-2 揉法

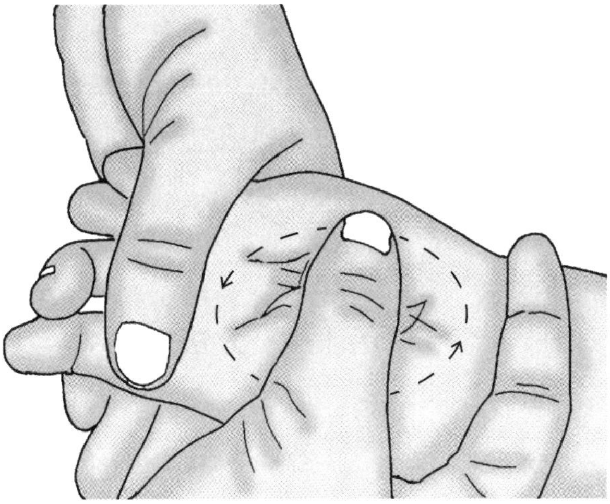

图 1-3 运法

4. 分法

分法即指两拇指指腹由选定的穴位向两侧平行分推，比如分推阴阳穴；或用一侧拇指指腹由选定的穴位向单侧平行分推，比如分推阳穴或分推阴穴；或用双手掌面平行向两边分推，比如分推前胸、后背，反复操作的手法（图 1-4）。

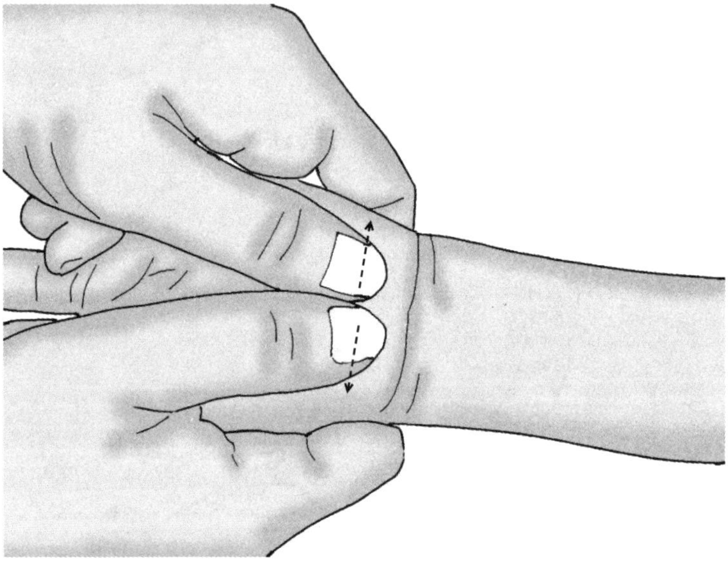

图 1-4　分法

小儿推拿的常用穴位

以下内容均以左手为例讲述。

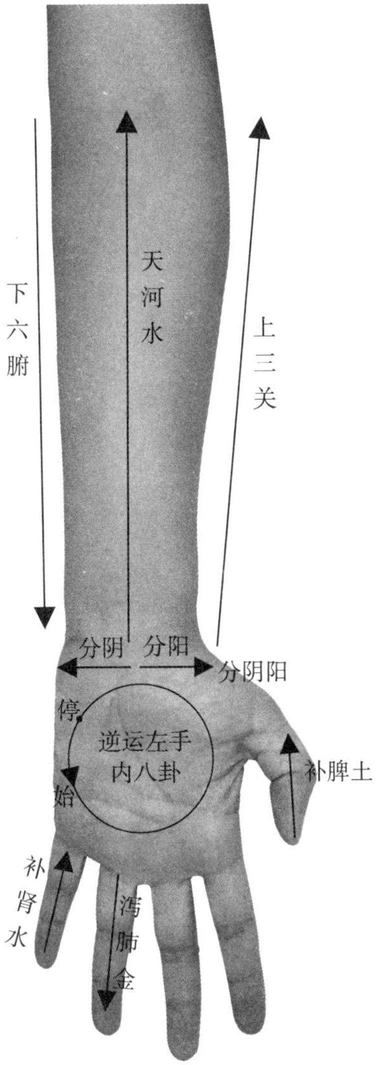

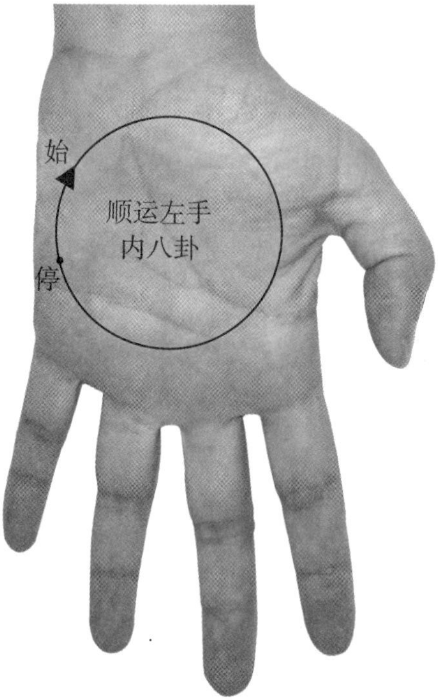
始
顺运左手
内八卦
停

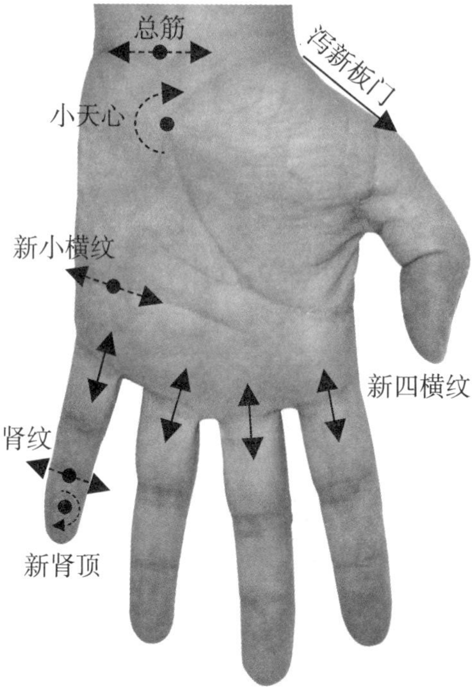
总筋
泻新板门
小天心
新小横纹
新四横纹
肾纹
新肾顶

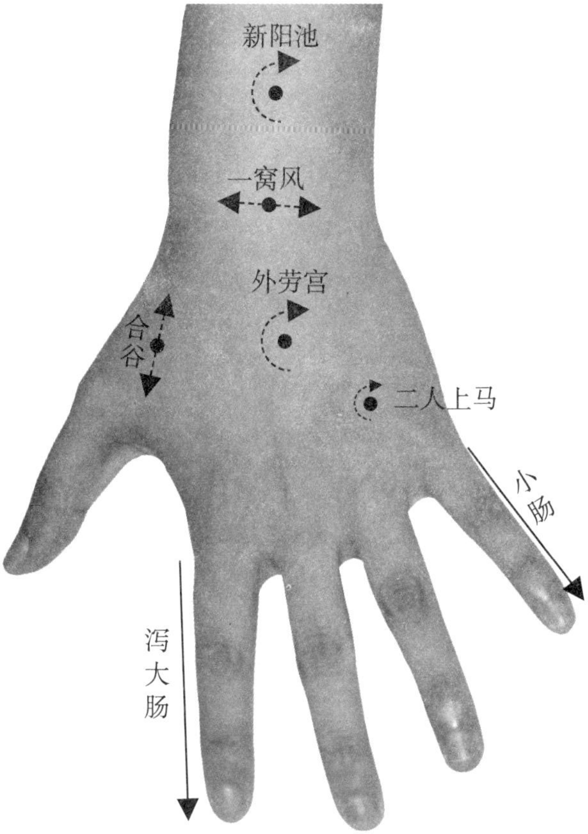
新阳池
一窝风
外劳宫
合谷
二人上马
小肠
泻大肠

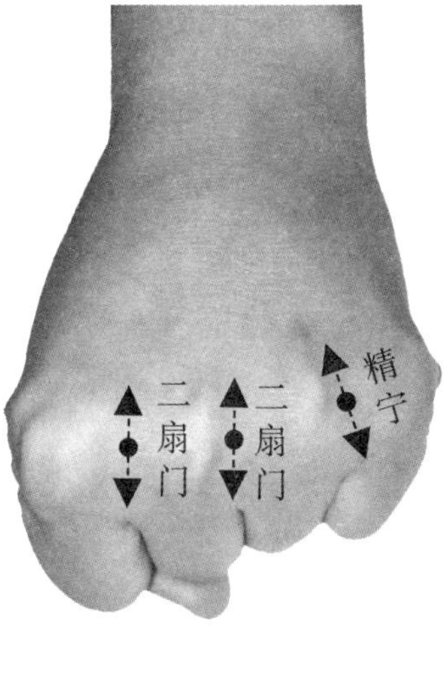
精宁
二扇门
二扇门

1. 天河水穴

位置：前臂掌侧正中，自腕横纹中点至肘横纹中点呈一直线。

作用：泻心火，安神，除烦，利尿，化热痰，退心火引起的发热等。此穴性凉，虚寒证者忌用。

手法：向心推，自腕横纹推向肘横纹 1～10 分钟（图 1-5）。

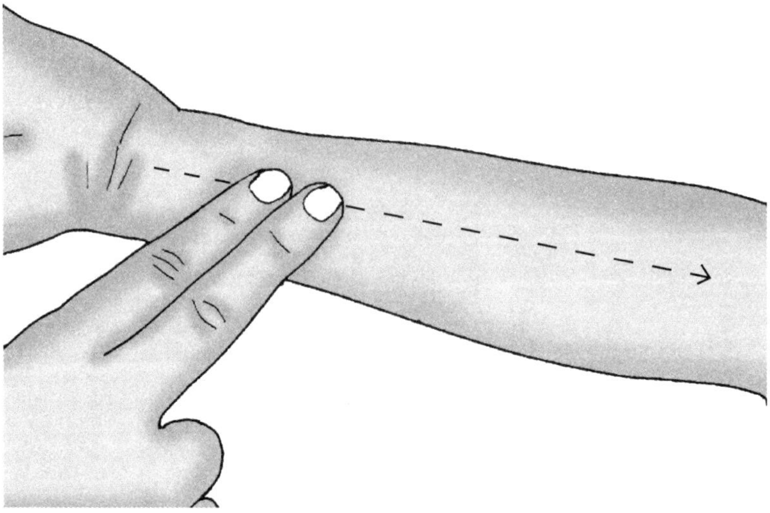

图 1-5　推天河水穴

2. 总筋穴

位置：掌后腕横纹中点处。

作用：清心火，除心烦，消口疮，降血压，镇静安眠。此穴性凉，虚寒证者忌用。

手法：顺时针揉或左右揉 3～5 分钟（图 1-6）。

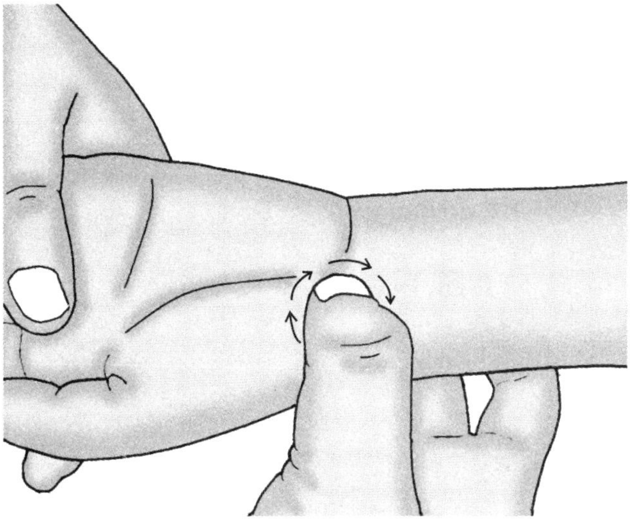

图 1-6　揉总筋穴

3. 小天心穴

位置：手掌面大、小鱼际交接处的凹陷中。

作用：通全身经络，清心火，发汗祛邪，安神，止惊，促进睡眠等。

手法：顺时针揉 3～10 分钟（图 1-7）。

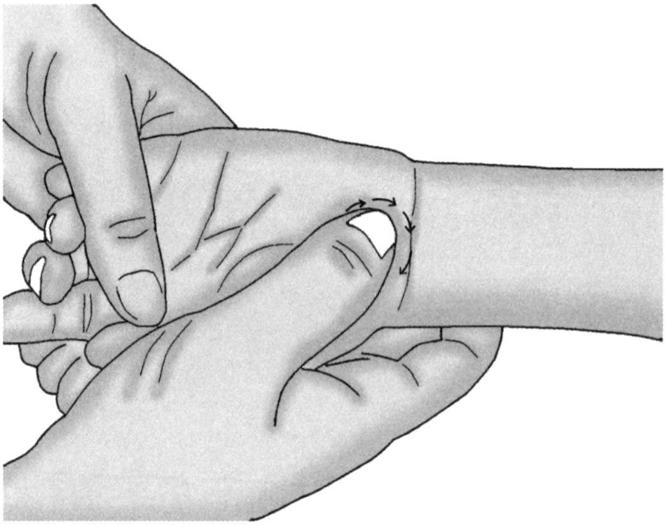

图 1-7 揉小天心穴

4. 阴阳穴

位置：手掌根部，从小天心穴开始向两侧分推，为阴阳穴。只推向靠拇指大鱼际侧的为阳穴，只推向靠小指小鱼际侧的为阴穴。

作用：平衡阴阳，消积食，化痰，帮助消化等。分推阳穴适用于体内“寒大”者；分推阴穴适用于体内“火大”者。

手法：分推阴阳，用双手拇指指腹自小天心穴向两侧分推，操作 2～5 分钟（图 1-8）。分推阳穴：从小天心穴开始向大鱼际分推 2～5 分钟。分推阴穴：从小天心穴开始向小鱼际分推 2～5 分钟。

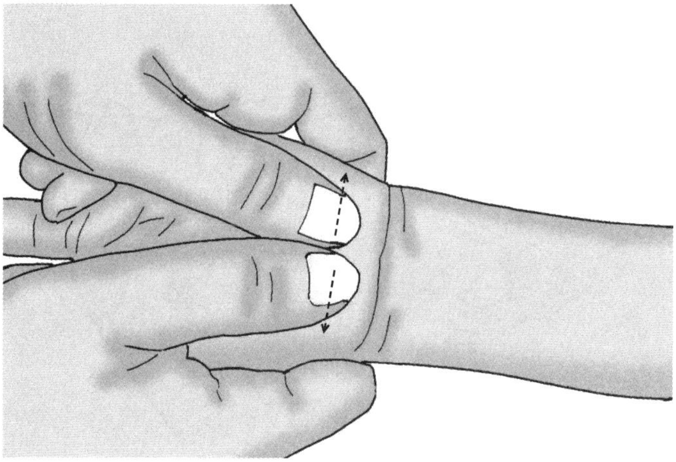

图 1-8　分推阴阳穴

5. 新板门穴

位置：在大鱼际手掌与手背交界的赤白肉际处。

作用：清脾胃热，调理气滞，化积食，止胃

热引起的吐泻和发热等。

手法：来回推（清法）5～10 分钟，用于有些胃火，但胃火不是很大者；离心推（泻法）5～15 分钟，用于胃热或胃气上逆者（图 1-9）。

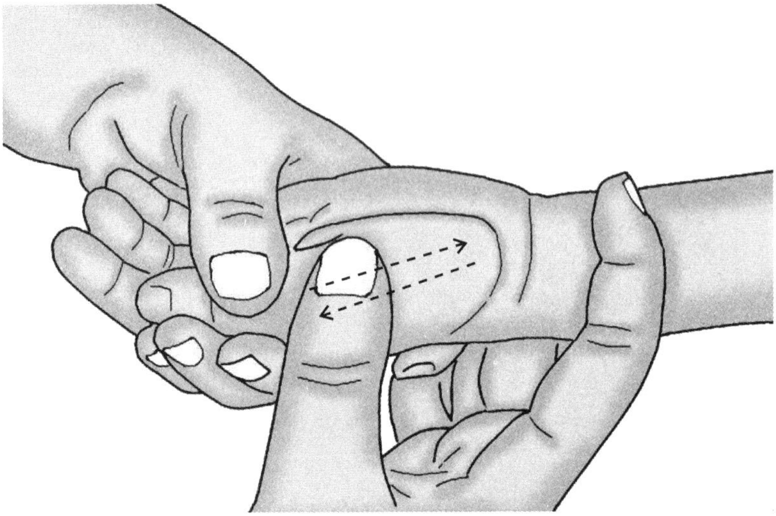

图 1-9 推新板门穴

6. 脾土穴

位置：在拇指桡侧缘，赤白肉际处。

作用：补脾阳，化脾湿，散脾寒，增进食欲，化寒痰，退寒邪引起的发热，止寒咳、寒喘。脾土是个热性的穴位，体内有热者忌用。

手法：拇指弯曲，向心推，由拇指尖推向拇指根，为补法（图 1-10）。脾阳虚时，用补法 3～10 分钟。

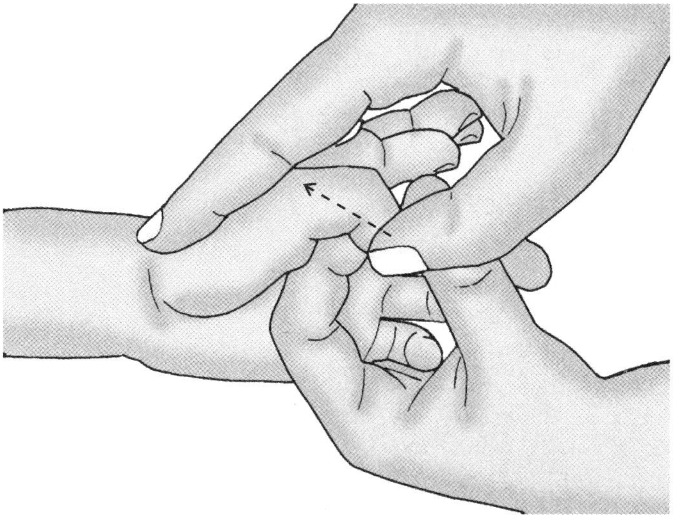

图 1-10 补脾土穴

7. 内八卦穴

位置：在手掌面，以手心为圆心，以圆心至中指指根横纹约 2/3 处为半径作圆周，八卦即在此圆圈上，分别是乾、坎、艮、震、巽、离、坤、兑八个卦区（图 1-11）。

作用：逆运左手内八卦可降气，消导，化痰，止咳，平喘；顺运左手内八卦可提气，用于阳气不足、食欲亢进、气陷而致脏腑下垂等。

手法：做圆形运法。①顺运左手内八卦：由乾卦起，顺时针方向连续运转，最后停止在兑卦，操作 2～10 分钟。②逆运左手内八卦：由兑卦起，逆时针方向连续运转，最后停止在乾卦，操作 2～20 分钟。

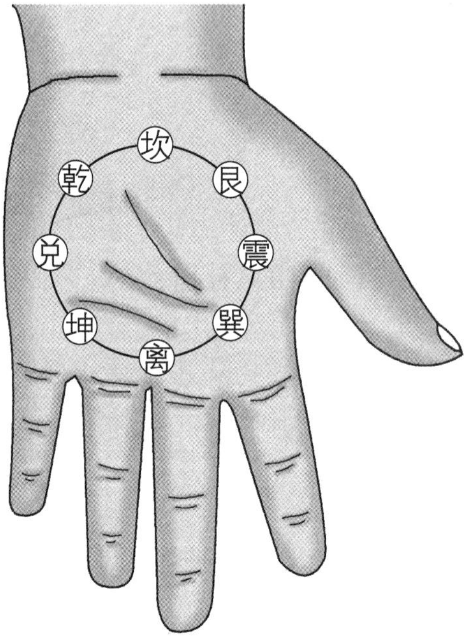

图 1-11　内八卦穴

8. 新四横纹穴

位置：手掌面，食指、中指、无名指、小指的指根部横纹处。

作用：通气，化积食，消腹胀，清脾胃之热，促进食欲等。

手法：推法。用拇指指腹上下来回推，推的顺序是食指—中指—无名指—小指（图 1-12）。

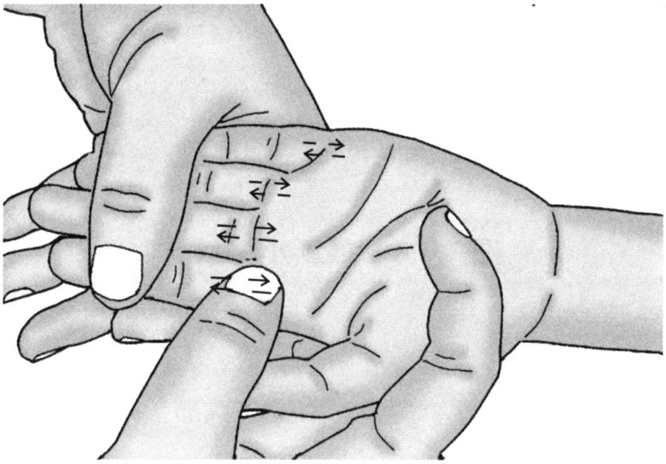

图 1-12 推新四横纹穴

9. 新小横纹穴

位置：手掌面，第 5 掌骨和第 5 指骨关节间的缝隙处。

作用：通肺气，化痰，退热，消腹胀，疏肝解郁等。

手法：顺时针揉或左右揉 5～10 分钟（图 1-13）。

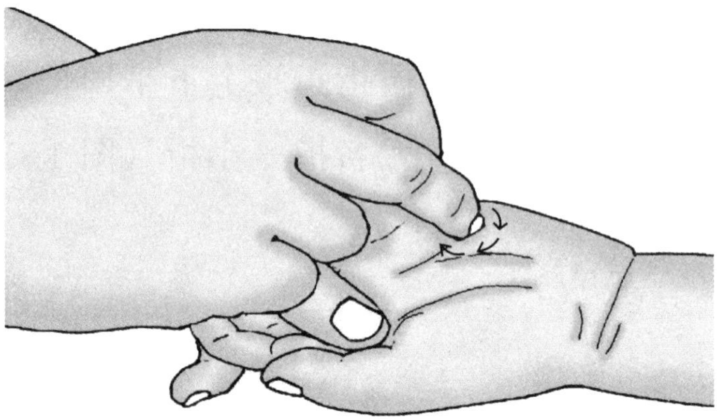

图 1-13　揉新小横纹穴

10. 肾水穴

位置：整个小指掌面。

作用：补肝明目，补肾益脑，止肾虚喘。与热性穴位搭配可补肾阳，与清热穴位搭配可补肾阴。不要过度补肾水，否则会引起脾胃消化不良。

手法：向心推（由小指尖推到小指根）5～20 分钟，肾水只能补不能泻（图 1-14）。

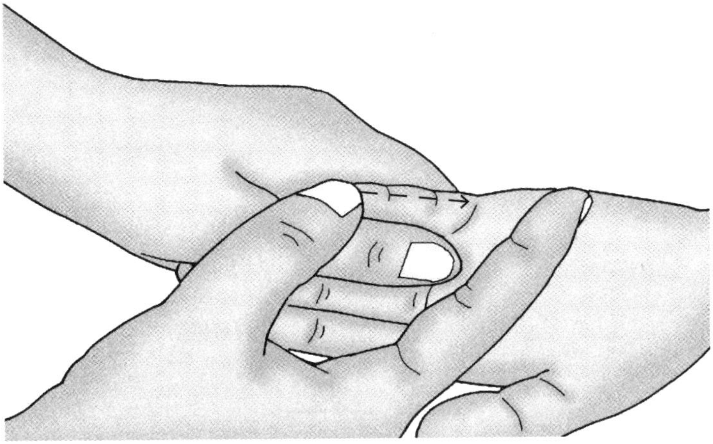

图 1-14 补肾水穴

11. 新肾顶穴

位置：小指末节的整个指腹。

作用：止汗，消水肿或囊肿，收敛元气。

手法：顺时针揉 2～10 分钟（图 1-15）。

12. 肺金穴

位置：整个无名指掌面。

作用：清肺热，利咽止咳，降气化痰，通便。

手法：来回推（清法）3～10 分钟，用于有些肺火，但肺火不是很大者；离心推（泻法）3～10 分钟，用于肺火旺者；向心推（补法）3～10 分钟，用于肺气虚、肺寒者（图 1-16）。

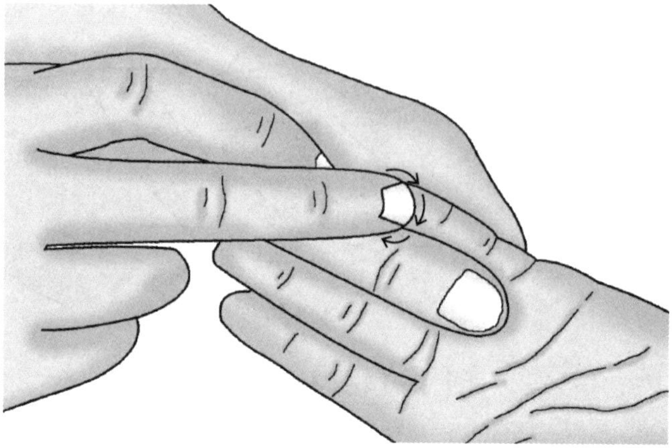

图 1-15　揉新肾顶穴

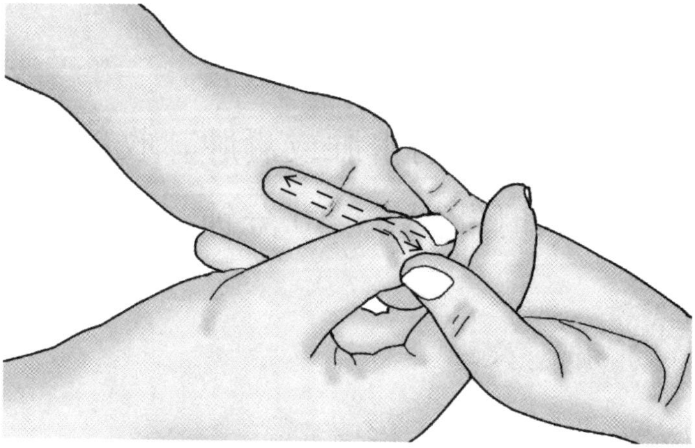

图 1-16　清肺金穴

13. 上三关穴

位置：前臂桡侧，腕横纹至肘横纹呈一直线。

作用：补阳气，活血化瘀，散寒气，发汗，退热（寒邪引起）。此穴性热，体内有火者忌用。

手法：向心推 2～10 分钟（图 1-17）。

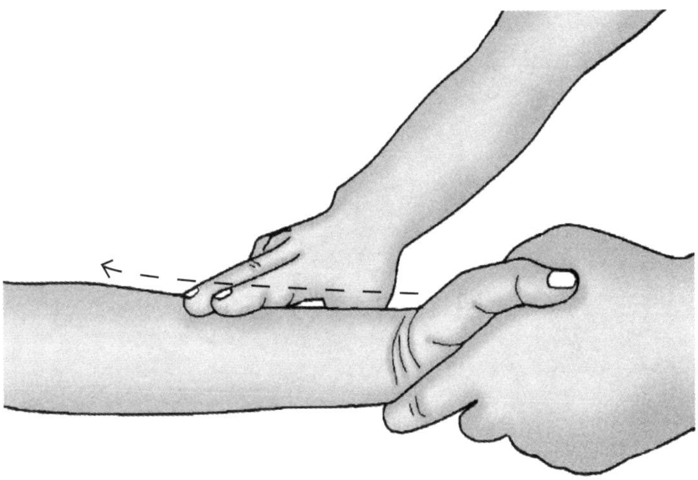

图 1-17　推上三关穴

14. 大肠穴

位置：食指桡侧缘，自食指尖至虎口呈一直线。

作用：止泻，清大肠热。

手法：来回推（清法）3～15 分钟，用于有些肠热，但肠热不是很明显者（图 1-18）；离心推（泻法）3～15 分钟，用于肠热很明显者。

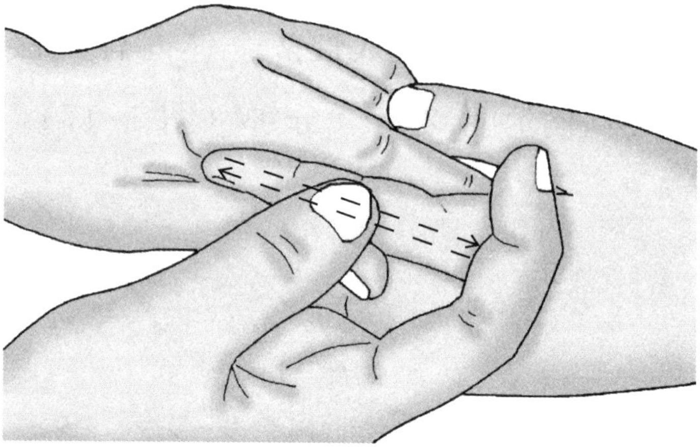

图 1-18　推大肠穴

15. 小肠穴

位置：小指尺侧缘，自小指尖到小指根呈一直线。

作用：止腹泻，利尿，祛心火。

手法：离心推，即用拇指、食指或中指指腹，由小指根推向小指尖 5～15 分钟（图 1-19）。

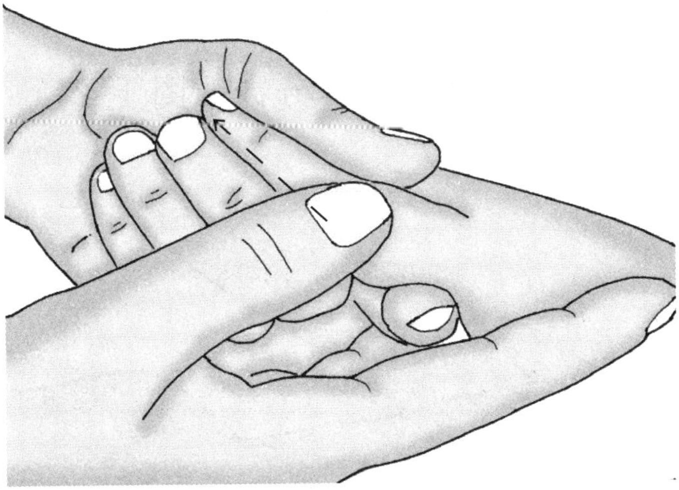

图 1-19　推小肠穴

16. 下六腑穴

位置：前臂尺侧，从肘横纹至腕横纹呈一直线。

作用：凉血，止血，解毒，退实火引起的发热，消炎，消肿，化热痰等。此穴性寒，虚寒证者忌用。

手法：离心推 3～10 分钟（图 1-20）。

17. 一窝风穴

位置：手背腕横纹正中凹陷处。

作用：发汗退热，祛外邪。

手法：左右揉 3～10 分钟（图 1-21）。

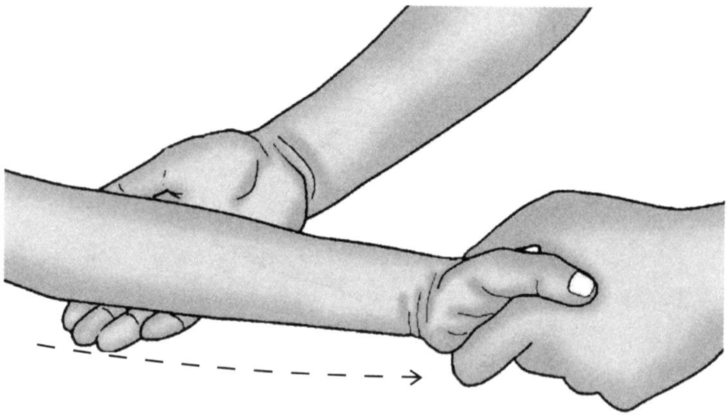

图 1-20　推下六腑穴

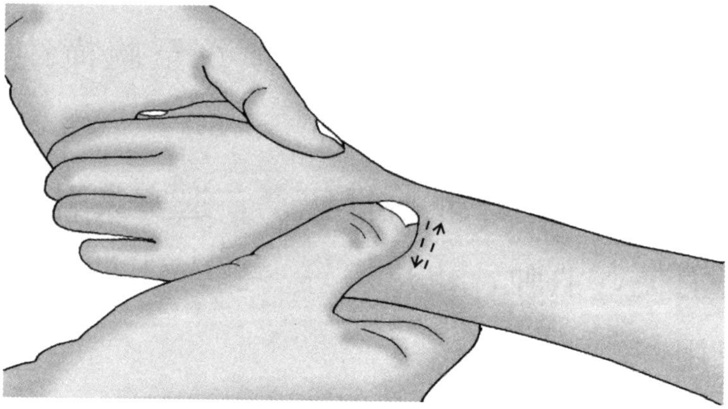

图 1-21　揉一窝风穴

18. 新阳池穴

位置：在前臂背面，一窝风穴上 1 寸处，桡骨和尺骨相交的凹陷中。简易取穴法：用中指的中间指节从手腕关节正中向小臂背面量起，新阳池穴距离一窝风穴正好是中指的中间指节的长度。

作用：利水肿，清脑，止头晕、头痛，降颅内压，降血压，通便。

手法：顺时针揉 2～10 分钟（图 1-22）。

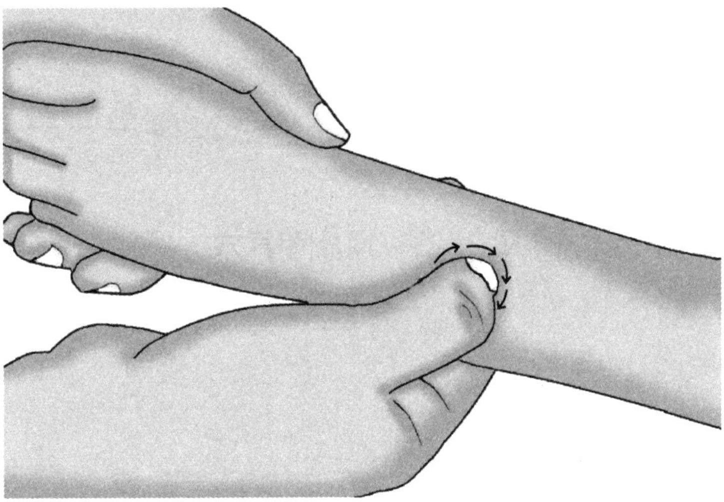

图 1-22　揉新阳池穴

19. 外劳宫穴

位置：手背中，与内劳宫相对，手背第3掌骨的1/2处。

作用：补阳气，止腹痛或关节寒痛，收敛阴水。此穴性热，体内有火者忌用。

手法：顺时针揉3～10分钟（图1-23）。

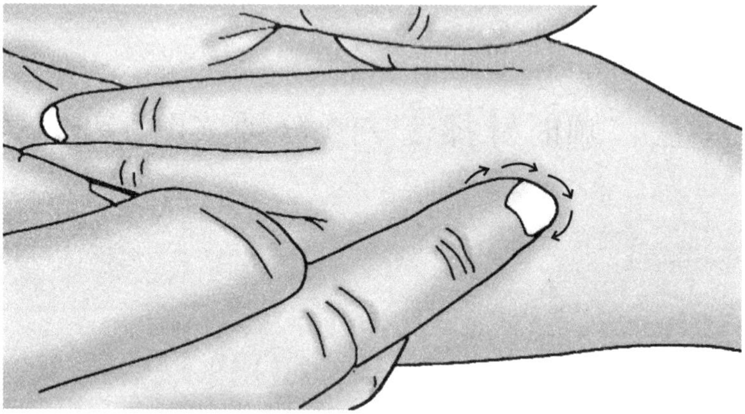

图1-23 揉外劳宫穴

20. 二人上马穴

位置：手背无名指、小指掌指关节间的凹陷中。

作用：利尿，利湿，补肾阴，能把“火”往下引。与热性的穴位搭配，可以补阳利尿；与凉性的穴位搭配，可以清热利尿。

手法：顺时针揉或上下揉 3～15 分钟（图 1-24）。

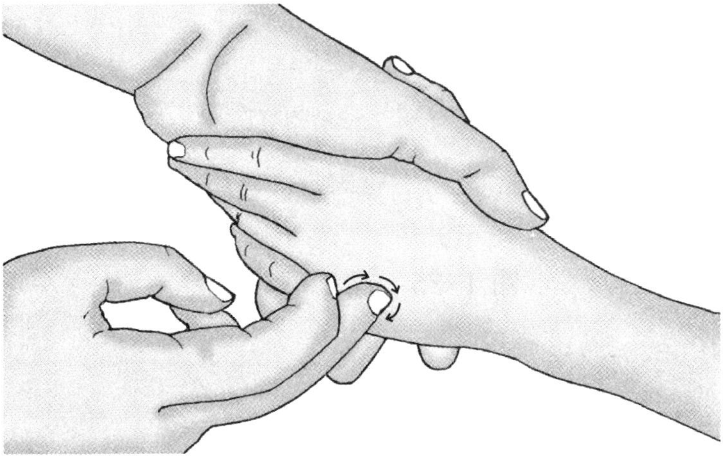

图 1-24 揉二人上马穴

21. 二扇门穴

位置：手背中指根本节（中指掌指关节前方）两侧的凹陷处。

作用：发汗，退热，止喘。

手法：上下揉，即用食指、中指指腹按住穴

位，上下揉动 2～10 分钟。发热的同时伴有汗多者，此穴不宜用（图 1-25）。

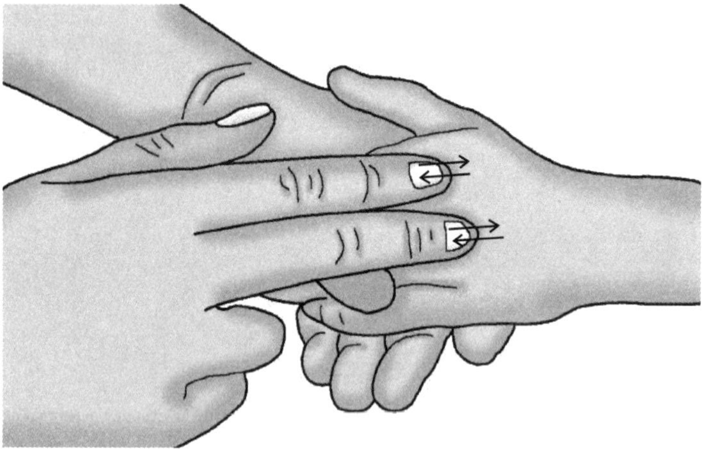

图 1-25　揉二扇门穴

22. 合谷穴

位置：在手背，第 1、2 掌骨间，当第 2 掌骨桡侧的中点处。简易取穴法：将拇指和食指并拢，骨缝处的肌肉最高点处即是该穴。

作用：降肺胃之气，清咽，止喉痛、牙痛，止呕吐，增进食欲，清肠热，通便。

手法：顺时针揉或上下揉 2～10 分钟（图 1-26）。

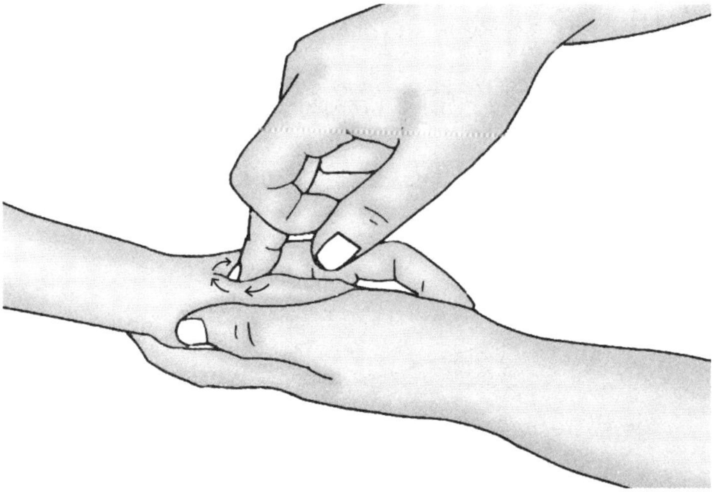

图 1-26 揉合谷穴

23. 肾纹穴

位置：手掌面，小指第 2 指间关节横纹处。

作用：清心热、肝热，明目，消除眼睛红肿、热痛、干涩，化热瘀，止眼出血、鼻出血，退高热，可用于真热假寒证。

手法：顺时针揉或左右揉 5～10 分钟（图 1-27）。

24. 精宁穴

位置：在手背，第 4、5 掌骨歧缝间。

作用：化热痰，活血，破血，散瘀结，用于眼睛出血、红肿疼痛、胬肉、白内障等症。

手法：按住穴位，上下揉 2～10 分钟（图 1-28）。

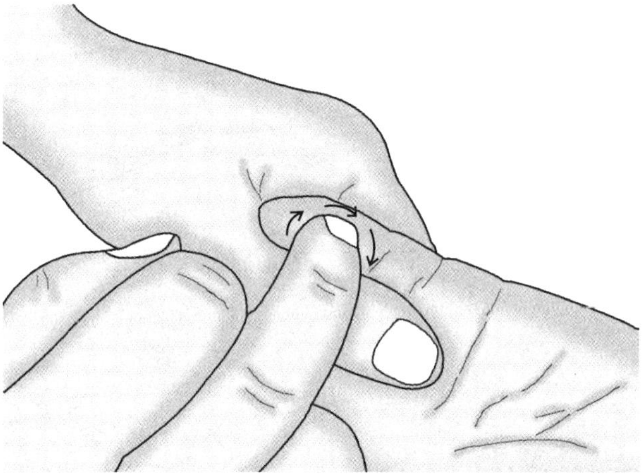

图 1-27 揉肾纹穴

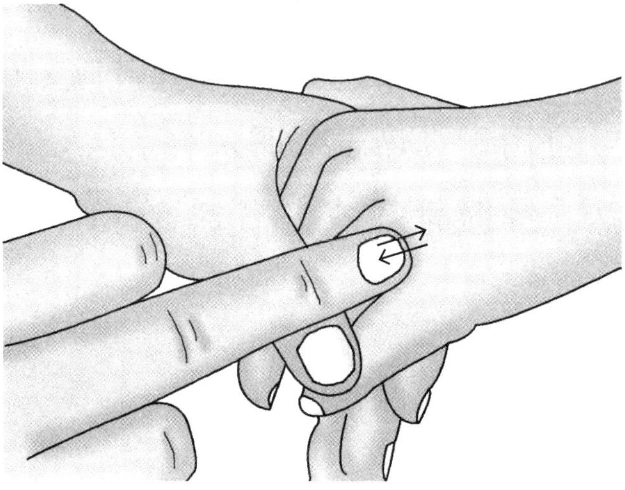

图 1-28 揉精宁穴

推拿疗法的调养原则

病是养好的，只重视治，不重视养，很难治好病，甚至会越来越重，很难恢复健康。提高健康意识，保养生命是一辈子的事，无时无刻的事。

养就比不养强，不让小病变成大病、重病，从而延长我们的生命，提高生活质量，这是人类的最高智慧。

如何“养”？按照大自然的规律生活，即日落休息，日出劳作。心平气和，不生贪念，少操心，知足常乐。每日吃五谷杂粮和蔬菜，水果适量，少荤多素。早餐和午餐要吃好，每顿八分饱，晚餐少吃。

宝宝和大人的推拿保养法：每天上下来回推胸腹背部或横搓胸腹背部，大人自己若没法搓背部，可用背部撞击门框，以舒服为度；来回搓胳膊、腿或叩拍胳膊、腿，可以促进全身的血液循环，打通瘀阻不通之处，使脏腑功能好起来，精气神充足起来，健康起来。

现在就从如何吃喝拉撒睡、穿衣出行、情志调养等方面谈谈如何“养”。生活就是要讲究“度”，过度则会打破人体的阴阳平衡，失衡就会导致疾病的发生。

1. 生活习惯调养

（1）如何吃

体内有热者：不吃辣的食物（包括各种调料、辣味蔬菜等），少吃甜食，适当吃点苦味、酸味、偏寒的食物。

体内有寒者：不吃生冷的食物（如生冷瓜果、生的蔬菜、没有加热过的冷食等），少吃咸的食物、酸的食物、苦的食物，适当吃点辣食、甜食。

平时最好少聚会。孩子的脾胃娇嫩，聚会时容易吃多吃杂，这样容易生病，轻者食欲不振，重者出现呕吐、腹泻、发热、咳喘，若调理不及时，甚至可导致发育迟缓。大人若经常大吃大喝，也会把脾胃、胰腺、肝胆吃坏，导致心、肺、肾相继出现问题。

正确的吃法是：清淡饮食，不要吃撑或感觉到饱，不要重口味。不要因为喜欢而只吃某一样食物，久而久之身体就会阴阳失衡。因为食物有寒、热、温、凉的属性，吃进去后对人体也有寒、热、温、凉的作用。根据自身的体质选择食物，就能吃出健康；反之，胡吃海塞，就易得病。

现在的孩子生病大多是因为喂养失调，护理不当。孩子病了，很多父母不是平和地找问题、找原因，而是把医生当作救命稻草。焦虑的情绪还会感染孩子。因此，我们要调整好自己和孩子的饮食和作息习惯，让气血保持畅通，这才是调养好身体的关键。

（2）如何喝

如何喝水：成人每天水的总摄入量不要超过3000 毫升，超过了会发生水中毒。由于每天摄入的蔬菜、水果、汤、饭里有水，所以再额外喝1000～1500 毫升水就够了。不过，还要依据摄入的食物所含水分的多少来决定，所以“1000～

1500毫升”这个数字不是固定的。当然了，如果是热性体质者，喝的水量会多，因为要“饮水灭火”；寒性体质者，喝的水量会少，因为体内生寒湿，会厌恶水，水喝多了会加重寒湿，引起消化不良。

如何喝酒（适用于成人）：白酒是热性的，少量饮用可活血化瘀，促进血液循环，但喝多了则会消耗体内的阴精，导致肝肾阴亏而致病。啤酒是温性的，适量喝点有健脾的作用，但喝多了会导致脾胃湿热，影响消化，引起肥胖。红葡萄酒是寒性的，适量饮用可补肝血和心血，喝多了可加重体内寒湿。

（3）如何拉撒畅通

体内吃出热来，或捂出热来，或患了热病之后，会导致肠腑有热，出现大便干臭，小便黄少，尿频、尿痛、尿床等症。病久或热久，会使脏腑阴液亏虚，大便呈羊粪球状，尿少等。过食寒凉也会导致脾肾阳气不足，推动二便无力，拉撒出现异常。所以，不要让孩子大热、大寒，保持大、小便畅通。

(4) 如何睡

孩子晚上 9 点前一定要睡觉，因为晚上 9～10 点是生长激素分泌最旺盛的时候，这个时间段睡着了有利于长高。大人晚上 11 点前一定要睡觉，因为晚上 11 点到凌晨 1 点间是胆经当令，人体会自动分配更多的血液来濡养胆经，如果此时不睡觉，就会把人体分配来的血液消耗掉，胆经没有得到濡养，久而久之，胆经就会出问题。

肝和胆就像一家人一样，胆经出现问题，必将累及肝经；肝经出现问题，心经会有异常；心经有问题必将影响到脾胃；脾胃有问题将导致肺经异常；肺经异常，则导致肾经缺水而不能滋养肝木，最终加重肝胆疾患，形成恶性循环。人体的五脏六腑是一个整体，彼此相生，又相互克制，保持着平衡。睡好觉是保持健康的前提条件之一。

(5) 如何穿衣

给孩子穿衣的原则：在室内活动时以不出汗为度，手微凉为好。

夏天，孩子不能光着身子在空调底下直接

吹，这样容易受到寒邪的侵袭。

孩子属于纯阳之体，怕捂，一旦捂多了就易“上火”而致病，而且捂多了毛孔总开着，容易感受外邪而致病。

有的孩子平时穿得较多，毛孔总开着，一旦少穿衣服就立刻感冒，形成恶性循环。

（6）如何出行

孩子小，五脏六腑的功能不完善，对外界环境、食物的适应能力较差，不适合远行。旅行时容易消耗人体的能量，也容易生病。

2. 情志调养

（1）不要怒

肝胆最怕气，只要一生气，肝胆马上就会瘀滞不通，气和血不运行了，一系列的肝病、胆病、脾胃病、心病、肾病、肺病就出现了。

（2）不要过喜

心和小肠怕过喜，经常大笑，易耗散心气，出现乏力、心慌、睡眠不好、腹泻、消化不良、咳喘等症。如果已经出现了这样的病症，就更不能大笑了。

（3）不要过思

思虑、忧虑对脾胃的伤害最大，遇事老是想不开则会导致气结，气血结住了，脾胃就不能得到很好的濡养，进而影响全身的功能。

（4）不要过悲

悲哀伤肺和大肠，会使肺气过度下降，导致气陷，表现为无力、咳喘、腹泻、呕吐、呃逆、消化不良等症。

（5）不要过恐

惊吓或害怕可伤肾和膀胱，肾气不上承，生殖系统则易出现问题，如大、小便不通等症。

张宇小儿推拿不仅适用于小儿，成人也可适用，因此以上调养原则有涉及成人的部分。

第2章

日常保健手法

以下方法最好于早上起床前，晚上睡觉前，或饭后半小时后操作。

1. 身体前后横搓法

用手掌分别在身体前面和后面由上至下做横向搓动。也可以一手在身体前面，一手在身体后面，同时做相反方向的横向搓动（图 2-1）。

每个部分横搓 3～20 分钟不等，每日 1～2 次。此法可以提高免疫力，适用于中气下陷、脏

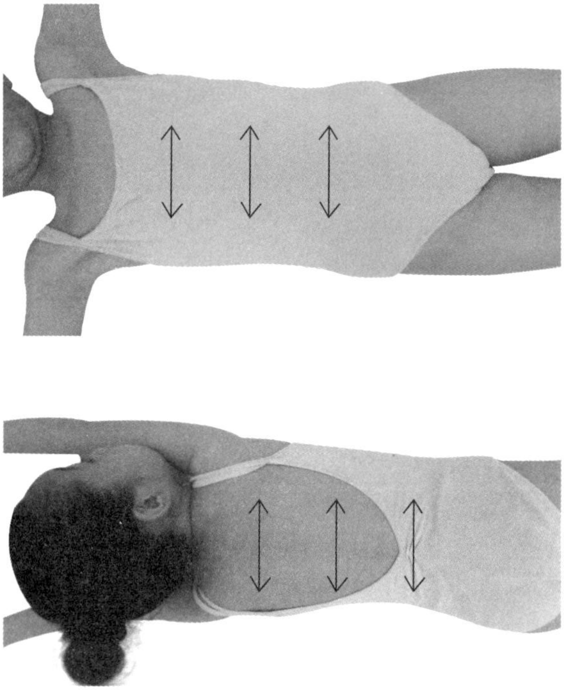

图 2-1　身体前后横搓法

腑下垂者，不分虚实。注意：处于出血期的患者不宜使用此法，不再出血了才可使用。

用于保健时，1 岁以内的小孩前胸、上腹部、下腹部、胸背部、腰背部、腰骶部各横搓 100 下，2～5 岁的小孩横搓 200 下，5 岁以上的小孩可以横搓 300 下，每日 2 次。有病时可增加横搓的时间和次数。

2. 身体前后来回竖搓法

双手掌重叠，横着放在天突穴下边并开始向下推，推的过程中手掌姿势不变，一直推到身体下边的大骨头（耻骨联合）处再返回来向上推，如此来回反复操作。然后两手分开，分别放在两边的锁骨下面并开始向下推，一直推到大腿根部，然后返回来向上推，如此反复操作。大人可以自己操作（图 2-2）。

对于阴阳两虚体质者，后背也要上下来回搓。大人自己无法搓动后背，可以参考日常保健手法 7。

根据年龄和病情的不同，中间来回搓和两边

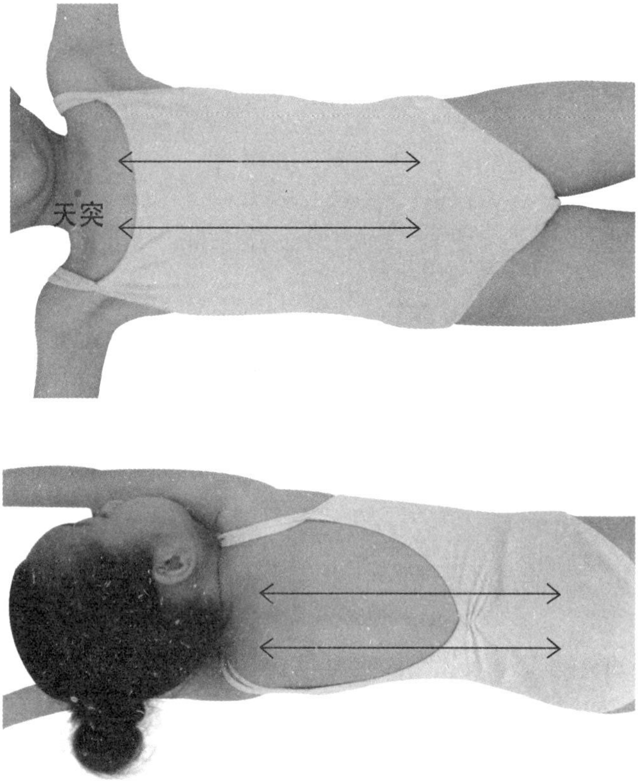

图 2-2　身体前后来回竖搓法

来回搓各操作 5～15 分钟不等。此法适合阴阳两虚的人群。

3. 四肢来回搓法

用双手或单手在四肢的每个纵向面上来回搓动，每个面搓 5～10 分钟，每日 1～2 次。此法适用于四肢比较瘦的人群（图 2-3）。

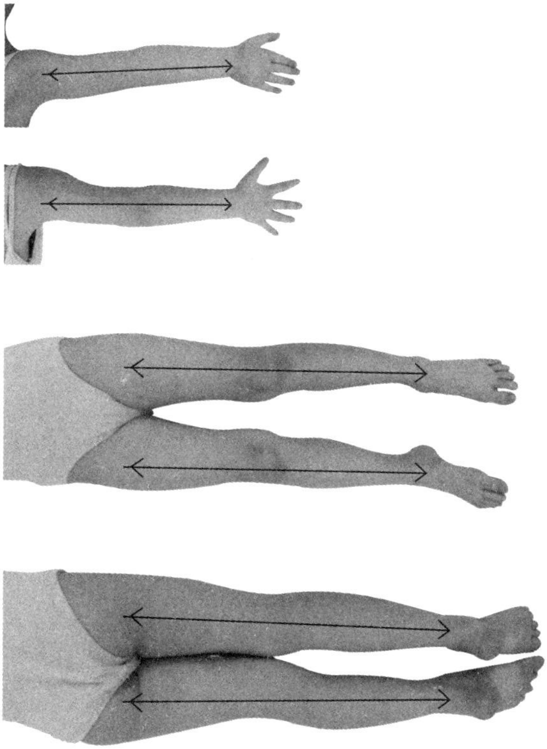

图 2-3 四肢来回搓法

4. 四肢叩拍法

双手呈空心掌状，以舒服为度，从上向下，再从下向上反复叩拍，四肢每个面各叩拍 5～10 分钟，每日 1～2 次。适用于四肢疼痛、消化不良、肝胆病、脾胃病、肾病、心病、肺病等（图 2-4）。

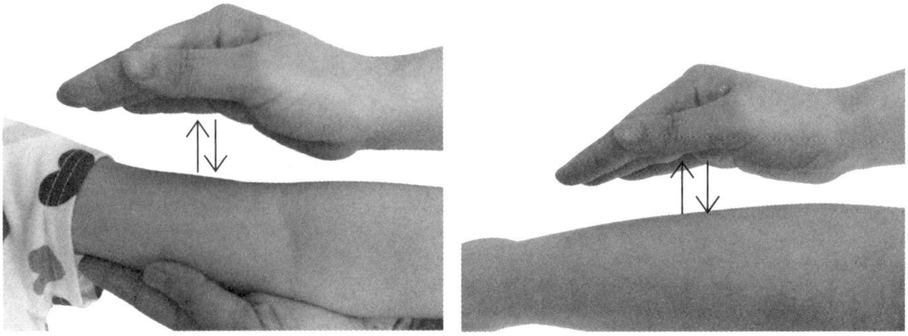

图 2-4　四肢叩拍法

不管是大人还是孩子，胳膊或大腿肌肉丰满者用此法，反之，较瘦者不宜用此法，可选用日常保健手法 3。

5. 平躺着向下推胸腹法

中间推法：双手重叠，横放在天突穴下，然后向下推，推到耻骨联合处，反复操作。每次 5～10 分钟，每日 2 次（图 2-5）。

两边推法：两只手分别横放在身体前面两侧，从锁骨处开始，经过乳房推到腹股沟。每次 5～10 分钟，每日 2 次。

注意：推时速度不要太快，以舒服为度。此法适用于体内“火大”、有积食或积块甚至肿物

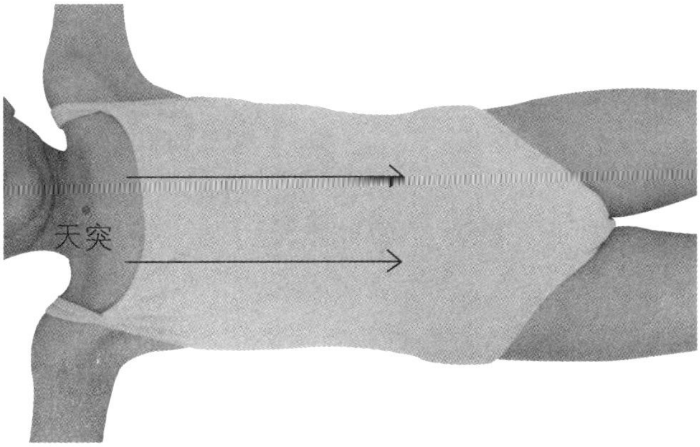

图 2-5　向下推胸腹法

的人群。

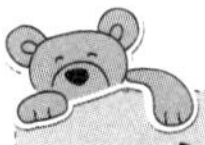

6. 向下推前胸、分推前胸法 向下推后背、分推后背法

向下推前胸、分推前胸法：单手横在前胸上，从天突穴开始向下推至剑突下，再从两边的锁骨向下推至肋骨，操作 5～20 分钟；再用两手从前胸中间开始，向两边分推至两肋，操作 5～20 分钟（图 2-6a）。

向下推后背、分推后背法：作用于后背肺部，先由上至下推中间、两边，然后向两边分推，操作 5～20 分钟（图 2-6b）。

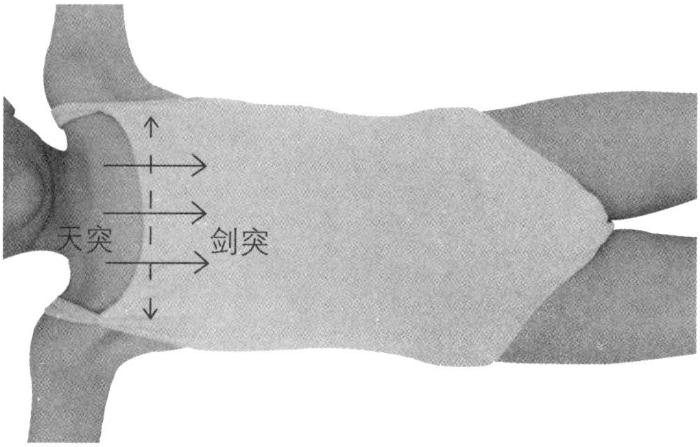

图 2-6a　向下推前胸、分推前胸法

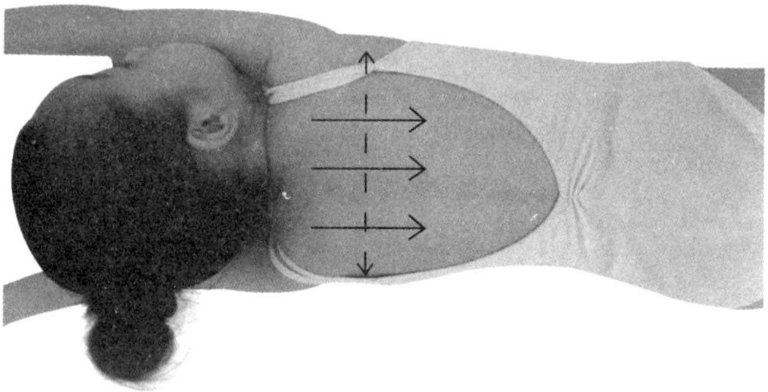

图 2-6b　向下推后背、分推后背法

此法每日操作 2 次，适用于心肺部疾病急性发作和日常保健。

7. 后背、腰骶部撞击法

用后背双侧肩胛骨一带、两侧肩胛骨的中间

位置及后腰髋关节一带撞击门框或木头桩子（不要撞墙等水泥物，太凉）。撞上去后弹回来，以舒服为度。速度不要太快，每次 15～20 分钟，每日 1～2 次（图 2-7）。

此法适用于头痛、头晕、肩痛、背痛、腰痛、腿痛、脚痛、手痛、失眠、胃痛、眼痛、打呼噜、舌头发硬、耳鸣耳聋、阵发性冒汗等症，以及颈椎病、腰椎病患者。

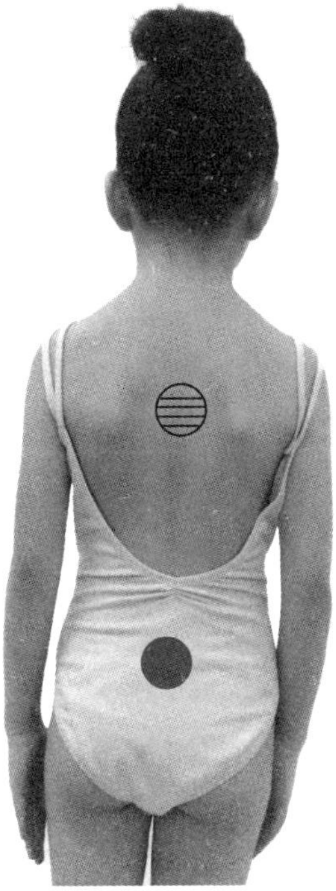

图 2-7 后背、腰骶部撞击法

8. 肚脐和后腰对敲法或对搓法

对敲法：轻轻握拳，一拳放在肚脐部位，另一拳放在肚脐正对的后腰部位，以舒服为度，同时进行敲击（图 2-8a）。

对搓法：一手放在肚脐部位，另一手放在肚脐正对的后腰部位，两手朝着相反的方向进行对搓（图 2-8b）。

此法可以帮助消化，调节胃肠功能，强健肾脏功能。

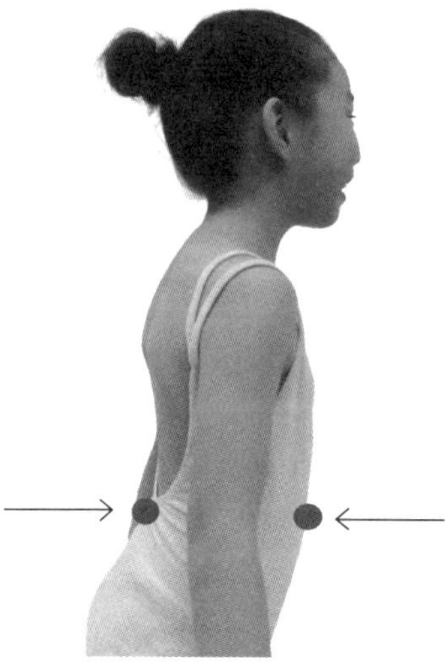

图 2-8a　对敲法

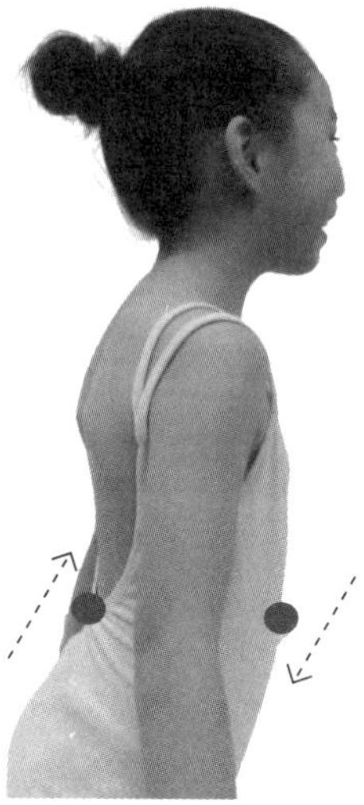

图 2-8b　对搓法

第 3 章

实例问答

——脏腑病症归经推拿法的运用

脏腑基本知识

人体有哪五脏？肝、心、脾、肺、肾。

人体有哪六腑？胆、小肠、胃、大肠、膀胱、三焦。其中，三焦是上焦、中焦、下焦的统称，不单独对应五行。

五脏六腑的表里关系（三焦除外）：肝与胆相表里；心与小肠相表里；脾与胃相表里；肺与大肠相表里；肾与膀胱相表里。相表里的脏与腑属于同一行，脏为阴，腑为阳，比如肝和胆同属于五行中的木，肝为阴木，胆为阳木，其他以此类推。

五行与五脏、六腑、五指的对应关系：

五行：	木	火	土	金	水
	↑	↑	↑	↑	↑
五脏：	肝	心	脾	肺	肾
	↑	↑	↑	↑	↑
六腑：	胆	小肠	胃	大肠	膀胱
	↑	↑	↑	↑	↑
五指：	食指	中指	拇指	无名指	小指

五脏的相生关系：是根据五行的相生关系推理而来，即木生火，火生土，土生金，金生水，水生木。生者为母，被生者为子，母的好坏决定了子的健康，子的好坏也影响母的健康。

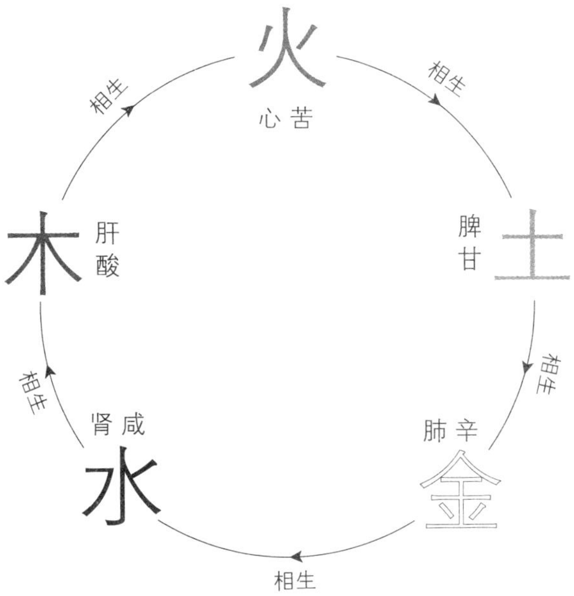

五脏的相克关系：由五行的相克关系推理而来，即：木克土，土克水，水克火，火克金，金克木。“克”指克制其功能，使五行和五脏保持平衡。克制对方太过会生病，克制对方不足也会生病。

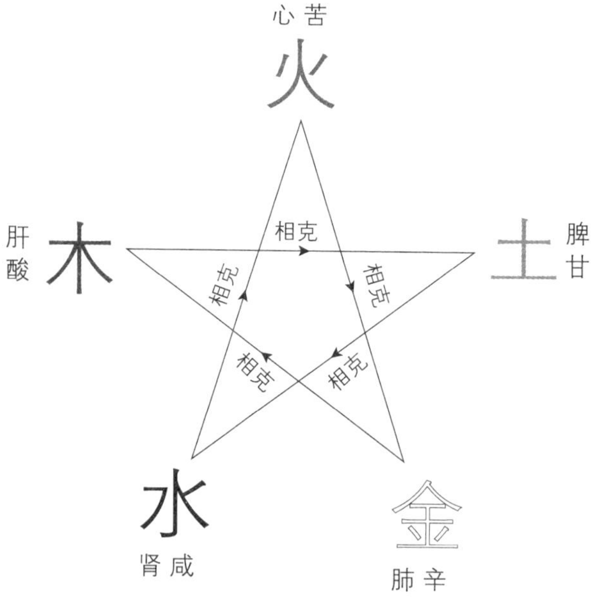

脏腑病症归经推拿法

脏腑病症归经推拿法，即根据患者表现的症状按照人体的脏腑经络进行归类，依据五指跟五脏、六腑、五行相互对应规律来推拿，以达到调理五脏六腑、恢复阴阳平衡、保持健康的目的。

脏腑病症归经推拿法运用时有以下注意事项：

（1）脏腑相关病症中，并不是所有的不适症状都会同时出现，可能只出现一种症状或几种症状并见。

（2）推拿后见到效果就要坚持调理，直到症状完全消失，还要再巩固调理2～3日。

（3）如果推拿之后没有效果，说明没有对证，要重新辨证取穴。

（4）因为孩子的皮肤、骨骼娇嫩，推拿时动作一定要轻柔，忌用力过大，以免伤及孩子的骨骼、肌肉或皮肤。大人可以先在自己的手上试一下力度，如果不疼，用在孩子身上的力度则比这种力度轻一半。

（5）如果病情危重，请及时到医院就诊。在医院系统治疗的同时，配合推拿疗法，往往可以缩短疗程，促进康复。

（6）推拿疗法对于常见病和一些疑难病的调理效果很好，但并不代表它可以包治百病。调理效果因人、因病不同。此外，辨证是否正确，取穴是否准确，有没有坚持调理，喂养是否得当，病情轻重等因素，都会影响调理效果。

总之，运用推拿疗法，经常实践，就会总结出适合自己和家人的保健方法和调病经验。由于张宇小儿推拿也适用于成人，因此以下内容有涉及成人的部分。那么，我们现在就开始学习如何对证调理吧！

本章以实例问答的形式收录了张宇临床实践疗效显著的 160 套简易穴方（118～277 号），1～117 号穴方在张宇老师的课堂上能学到。

1. 肝热或胆热

表现：烦躁，爱发脾气，两肋骨处胀或痛，头发稀少焦枯，脑震荡后颅压增高、昏睡，夜睡不安，脸红，血压高，眼红、肿、痛、痒，有黄眼屎，尿黄，便干，舌红苔黄，舌面干。

【穴方 118】

提问：我儿子 3 岁 3 个月，最近经常无故流眼泪，有点眼屎。怀疑是泪囊炎，但通泪腺太恐怖了。请问张姐推拿疗法可以调理吗？

回复：揉总筋 5 分钟，揉新阳池 5 分钟，揉肾纹 10 分钟，每日 2 次，别吃发物。

【穴方 119】

提问：我家 1 岁的宝宝爱抓扯别人的头发，

爱尖叫，可以推哪里啊？

回复：揉新阳池5分钟，推下六腑4分钟，每日2次。

【穴方120】

提问：宝宝刚刚从楼梯上摔下来，眉骨肿得很高，现在用冰块敷着。这次吓着了，应该怎么处理？

回复：揉小天心5分钟，推肾水7分钟，揉新阳池7分钟，推天河水3分钟，每日2次。

【穴方121】

提问：我婆婆患有胆囊息肉、肝囊肿、糜烂性胃炎、高血压，怎么办？

回复：这病多因“上火”或生气所致，首先要控制情绪，清淡饮食，然后每天向下推两肋10分钟，横搓肝胆区、脾胃区各20分钟，泻新板门7分钟，揉新小横纹10分钟，推下六腑7分钟，每日2次。

【穴方122】

提问：患了霰粒肿，好像现在又长了麦粒肿，挺大的疙瘩，每天早上起来，黄色的眼屎把眼睛都粘住了。怎么办？

回复：泻新板门 5 分钟，推天河水 7 分钟，推下六腑 5 分钟，每日 2～3 次。

【穴方 123】

提问：我儿子总是抓挠大腿根，说那里痒，可我看那里也没什么小疙瘩，现在皮肤都被挠破了，还伴有烦躁、哭闹，这是什么原因呢？

回复：肝经、脾经都经过大腿根，患儿的体内有湿热。推肾水 5 分钟，推天河水 5 分钟，泻新板门 7 分钟。每日 2 次。

【穴方 124】

提问：我家宝宝 15 个月，最近摔过两次跤，撞到了后脑勺，之后开始不睡午觉了，早上提前两个小时醒。是不是和摔跤有关？怎么推拿改善呢？

回复：的确与摔跤有关，脑震荡后颅压会有不同程度的升高。揉新阳池 7 分钟，泻肺金 5 分钟，推天河水 5 分钟，每日 2 次。

【穴方 125】

提问：我家宝宝 8 个月，这几天晚上睡觉老是抓耳朵，狠命地抓，抓得很红很红，好像是她耳朵里面痒，但是又抓不到，很烦躁的样子。请问这是什么原因造成的？我该怎么办？

回复：很可能是中耳炎或外耳道湿疹。“上火”、伤食或外感都可以引起。泻新板门 7 分钟，推下六腑 5 分钟，每日 2 次。清淡饮食，若是母乳喂养，妈妈也要忌口。

【穴方 126】

提问：我女儿只要一哭就出现嗓子沙哑，有时候还伴有干呕，请问这是什么原因导致的？该如何推拿调理呢？

回复：肝气犯胃又刑肺，肺气克制不了肝气。清淡饮食，推天河水 5 分钟，清肺金 7 分钟，每日 2 次。

【穴方 127】

提问：请问我妈妈的舌头发黑，有黑点和裂缝，这属于血瘀吗？而且常常整夜失眠。她绝经很晚，患有严重的更年期综合征，曾患日光过敏和牛皮癣，本来肝功能就不好，还患有胃炎，如今胃寒得厉害。怎么办呢？

回复：属于严重的血瘀。首先要调整心态，别生气，否则会导致气滞血瘀。清淡饮食，辣味食物和热性食物都不宜吃。每天坚持推前胸和腹部，从上向下，先中间后两边，各推 15 分钟。然后泻新板门 10 分钟，推天河水 10 分钟，推肾水 20 分钟，推下六腑 10 分钟，每日 2 次。

【穴方 128】

提问：我的孩子连续两晚分别在 11 点多、1 点多干咳，咳嗽 2～3 次，醒来后很难哄入睡。此时正是胆经运行时，我做了顺运八卦，但效果不好，还需要注意什么呢？

回复：别总吃鱼和虾，鱼虾易生“火”，孩子阳气偏盛，火上加火，很容易生病。这种情况不能顺运左手内八卦，应推肾水 10 分钟，逆运左手内八卦 10 分钟，每日 2 次。

【穴方 129】

提问：化脓性中耳炎推拿可以调理吗？我家宝宝的耳朵好几个月都没好。

回复：揉新阳池 10 分钟，逆运左手内八卦 10 分钟，推下六腑 5 分钟，每日 2～3 次。

【穴方 130】

提问：耳朵里痒痒的，怎么推拿调理呢？耳窝发红，夜里总挠醒。

回复：很可能是外耳道湿疹。推肾水 5 分钟，推天河水 5 分钟，泻新板门 5 分钟，泻肺金 5 分钟，每日 2 次。

【穴方 131】

提问：孩子“上火”了，耳朵疼，现在疼得睡不着觉，哭得要命，有什么好办法吗？

回复：揉小天心 5 分钟，泻新板门 5 分钟，揉总筋 5 分钟，揉新阳池 5 分钟，推下六腑 5 分钟，每日 2～3 次。

【穴方 132】

提问：我刚查出有子宫息肉，医生说要手术摘除，我不想动手术。请问推拿有办法调理吗？

回复：向下推肚子 500 下，泻新板门 7 分钟，推下六腑 5 分钟，揉二人上马 5 分钟，推天河水 5 分钟，每日 2 次。清淡饮食，勿吃荤腥、油腻、辛辣之品。

【穴方 133】

提问：小朋友患红眼病要推拿哪些穴位呀？

回复：揉肾纹 7 分钟，揉精宁 7 分钟，每日 2 次。勿吃热性食物。

【穴方 134】

提问：成人胆囊多发性结石用推拿的方法能调理吗？真的不想去做微创手术。

回复：忌荤腥、油腻、辛辣之品，忌生气，忌熬夜，要吃早饭，晚饭少吃。向下推两肋 10 分钟，横搓肝胆区 30 分钟，每日 2 次。

【穴方 135】

提问：请问推拿疗法可以帮助婴儿退黄疸吗？出生 3 个星期，纯母乳喂养，黄疸未退。

回复：揉小天心 5 分钟，泻新板门 5 分钟，推下六腑 3 分钟，每日 2 次。妈妈忌食热性食物。

注：黄疸若呈鲜黄色可用此法，若呈暗黄色则不可用。

【穴方 136】

提问：我儿子 5 岁半，患结膜炎 1 个多月了，找西医看了两次，不见好转，眼里的红色分泌物很多，眼睛很痒，用了 5 种眼药水都没有好转，害怕伤眼睛啊！推拿会有帮助吗？

回复：揉肾纹 10 分钟，推下六腑 5 分钟，每日 2 次。清淡饮食，忌食发物及刺激性食物。

【穴方 137】

提问：排卵期出血怎么推？

回复：推天河水 5 分钟，推肾水 10 分钟，推下六腑 5 分钟，每日 2 次。清淡饮食。

【穴方 138】

提问：因为生气，我的眼睛布满了血丝，就像出血一样，眼睛疼，帮我想想办法，多谢！

回复：很多时候，生气没有用，还伤害自己的身体，贵在想开。揉肾纹 10 分钟，揉精宁 10 分钟，每日 2～3 次。勿吃热性食物。

【穴方 139】

提问：我生气后觉得胆的位置有点疼，怎么推？

回复：生气易致肝郁气滞。平躺着，向下推两肋 15 分钟。揉新小横纹 10 分钟，推下六腑 5

分钟。每日 2 次。

2. 肝阴虚或肾阴虚

表现：生长发育迟缓，容易受到惊吓，腰酸无力，失眠或睡后易醒，口干，咽痛，眩晕，耳鸣，低热，盗汗，颧红，嘴唇鲜红，眼睛干涩，频繁眨眼睛，头动，嘴动，鼻子动，耸肩，多动症，注意力不集中，视力下降，小便黄，大便干，舌鲜红，少苔。

【穴方 140】

提问：我儿子小时候体检发现有散光，最近两天看电视时流眼泪，带去诊所看了一下，医生说“上火”了。睡觉起来眼睛都睁不开，被眼屎粘住了，用了点消炎药，可他刚才看了一会电视，就流了 3 次眼泪。请问这种情况和散光有关系吗？

回复：跟肝血不足有关，不要再看电视了，否则会消耗掉大量的肝血，越看病越重，需休养一段时间。揉肾纹 10 分钟，推肾水 10 分钟，每日 2 次。

【穴方 141】

提问：孩子睡觉老是不踏实，求老师帮忙。

回复：睡觉不踏实的原因有很多，可以尝试上下来回推肚子和后背各 10 分钟，晚饭少吃，最好是喝粥。如果是伤食导致的，可以泻新板门 5 分钟，推新四横纹各 3 分钟，每日 2 次。

【穴方 142】

提问：3 个月的宝宝（母乳喂养），易受惊，最近经常放屁，大便偏稀，1 日行 1～2 次。有时哭起来止不住，也不知道是不是肚子不舒服。这种情况该怎么推呢？

回复：横搓肚脐 10 分钟，推肾水 7 分钟，推天河水 5 分钟，分推阴阳 5 分钟，每日 2 次。

【穴方 143】

提问：我女儿（4 岁）每天都大便，但都是一颗一颗或者一团一团的，很干很硬，请问这算便秘吗？吃益生菌也没效果，大量吃蔬菜水果也没用，是脏腑问题吗？

回复：算便秘，是脏腑的问题。推肾水 10 分钟，推下六腑 5 分钟，每日 2 次。

【穴方 144】

提问：视力不好，推哪儿啊？我家孩子 5 岁半，右眼视力才 0.6。

回复：不宜长时间看电视和玩电脑，别吃荤腥、油腻、辛辣助热的食物，以免消耗肝血。刮上下眼眶各 10 分钟，揉阳白穴 10 分钟，揉肾纹 10 分钟，推肾水 10 分钟，每日 2 次。

【穴方 145】

提问：我家孩子的指甲上有横纹，还有地图舌，是怎么回事？

回复：指甲有横纹是肝血不足的表现，脾胃吸收不好导致的。地图舌要看舌苔缺失在什么位置，舌尖代表心肺，舌中代表脾胃，舌根代表肾和膀胱，舌的左边代表肝，右边代表胆。每天横搓上腹部 10 分钟，每日 2 次。具体取哪些穴位还要看是什么病症，辨证调理。

【穴方 146】

提问：我的孩子 5 岁了，头发稀少，又枯又黄，这是怎么回事？

回复：促进脾胃吸收，增加气血生化之源，

这是调病的根本。不要吃肥甘厚腻之品，以免消耗肝阴，阴血不足则不能濡养头发。泻新板门 7 分钟，推肾水 10 分钟，横搓脾胃区、肝胆区各 10 分钟，每日 2 次。

【穴方 147】

提问：我家闺女 1 个月前被同层的几只小狗吓着了，从那时开始，出门时总不肯下地走路，总说害怕，很难哄入睡。请问有什么方法可以缓解症状？她最近特别胆小。

回复：揉小天心 5 分钟，推肾水 7 分钟，推天河水 3 分钟，分推阴阳 2 分钟，每日 2 次。症状消失后就可停止推拿了。

【穴方 148】

提问：我产后一直有些肾虚，现在发际线处有白发了，头发明显没有以前粗了，而且容易掉。麻烦介绍一些平时可以做的推拿手法。

回复：揉小天心 10 分钟，推肾水 15 分钟，上下来回推肚子 10 分钟，每日 2 次，可以促进脾胃吸收营养。同时，用十指干梳头，可以促进脑部的血液循环，使头发得到血液的濡养，进而保持乌黑亮丽。

【穴方 149】

提问：我的好朋友 30 岁，得了干眼症，请问能用推拿调理吗，能否告诉手法？看她现在太难受了，整天躺在床上，睁不开眼睛。

回复：忌食所有荤腥、油炸、辛辣、热性之品。推下六腑 7 分钟，推肾水 20 分钟，推天河水 7 分钟，每日 2～3 次。

【穴方 150】

提问：根据您的指导给孩子推拿，揉肾纹 7 分钟，推肾水 10 分钟，每日 2 次。孩子原来是 380 度的弱视，最近有了改善，出门竟然不用戴眼镜了，换了平常不戴眼镜可看不清路啊。真是太棒了！

回复：肾精足了就可以化为肝血，肝血足了就可以濡养眼睛，看东西就会清楚了。通常来说，推拿疗法对眼疾的调理效果很好。

【穴方 151】

提问：最近发现自己的牙龈有些萎缩，是因为气血不足吗？

回复：多因肝肾阴虚所致，忌食热性的食物。横搓肚子 10 分钟，推肾水 10 分钟，推天河水 5 分钟，每日 2 次。

【穴方 152】

提问：宝贝 8 个月，每天吃苹果泥，便秘已十几天，起初三五天没拉，只好用开塞露，好不容易拉出一点，跟石头一样硬，肛门都流血了。辅食也不爱吃了，基本上只吃母乳。跪求良方，感激啊！

回复：由于是母乳喂养，妈妈的饮食要清淡，不吃辣食。停喂苹果泥，推肾水 15 分钟，每日 2 次。

【穴方 153】

提问：我妈 62 岁了，最近我发现她坐着不动或站着不动的时候，脑袋会不由自主地轻微抖动，她自己都不知道。这是怎么回事？怎么调？

回复：很可能患了帕金森综合征，因严重的肝血亏虚，动了肝风所致。推天河水 7 分钟，推肾水 30 分钟，每日 2～3 次。

3. 心热或小肠热

表现：尿热、尿痛或尿血，少尿或无尿，尿黄臭，大便干硬，外阴红肿瘙痒，烦躁，爱哭闹，说梦话，盗汗，脸红，口腔溃疡，口臭，腹痛，腹泻。

【穴方 154】

提问：我快被宝宝的午睡问题烦死了。宝宝中午吃了一个小时的母乳后总睡不沉，之后她就不睡了，晚上就不会这样，是“上火”导致的吗？小的时候就经常白天不睡觉，明明很困但就是睡不沉，听到一点小动静就会醒。现在都 19 个月了，白天睡眠情况仍不是很好。

回复：白天属阳，孩子的体内有热，遇阳则热盛，导致阳不入阴，睡不着。平躺着，向下推肚子 200 下，揉新阳池 5 分钟，每日 2 次。

【穴方 155】

提问：说话口齿不清，平时爱“上火”，在中医里怎么看？怎么处理？

回复：心脾有热。揉总筋 7 分钟，推天河水

5 分钟，泻新板门 7 分钟，每日 2 次。

【穴方 156】

提问：请教一个问题，在我的膻中穴下方 5 厘米偏左一点，一按就痛，好像有硬块，要紧吗？怎么办？

回复：心气郁结所致。横搓患处，有空就做，前提是不能生气。揉总筋 10 分钟，揉新小横纹 10 分钟，每日 2 次。

【穴方 157】

提问：孩子过了晚上 12 点就哭，抱着还哭，总睡不好，该怎么推？不知道这是为什么？

回复：肝胆火旺，热扰心神，引起睡眠不安。揉总筋 7 分钟，逆运左手内八卦 10 分钟，泻肺金 7 分钟，每日 2 次。

【穴方 158】

提问：我带宝宝去看中医了，她嘴里现在长了好多鹅口疮，医生说这是消化的问题，这样的话，我该怎么做？

回复：导致鹅口疮的原因：一是过用抗生素导致菌群失调，二是心火旺。泻新板门 5 分钟，揉总筋 5 分钟，推天河水 5 分钟，每日 2～3 次。

【穴方 159】

提问：我家孩子心跳快，大便干，小便黄，反复感冒，舌红，怎么推？

回复：因心热所致。推肾水 7 分钟，推天河水 5 分钟，揉总筋 5 分钟，每日 2 次。

【穴方 160】

提问：我女儿 11 个月，这几天晚上闹人，凌晨 1 点半左右来回翻腾。母乳喂养，饭量好，没让吃肉。这是怎么回事啊？这几天一直睡不好。

回复：虽然不吃肉，但饭量大同样会导致积食。泻新板门 5 分钟，推新四横纹各 5 分钟，揉总筋 5 分钟，每日 2 次。由于是母乳喂养，妈妈忌食荤腥、油腻、辛辣之品。

【穴方 161】

提问：我家宝宝（男孩）3 个月了，母乳喂养。最近每天晚上八九点都要哭闹很久，每次都哭得喘不过气来，闭着眼，红着脸，死命哭。请问这是怎么了？推拿能调理吗？

回复：因心包经有热所致。揉总筋 7 分钟，揉小天心 7 分钟，揉新阳池 7 分钟，每日 2 次。由于是母乳喂养，妈妈不要吃荤腥等助热食物。

【穴方 162】

提问：女儿舌头下面的筋有些黑紫，怎么回事啊？

回复：心经瘀热所致。揉总筋 7 分钟，推下六腑 5 分钟，横搓前胸、后背各 5～10 分钟，叩拍或搓胳膊、大腿各 5～10 分钟，每日 2 次，坚持调理。

【穴方 163】

提问：6 岁的男宝宝容易流鼻血，大便干，入睡有点困难，怎么推？

回复：揉新阳池 7 分钟，揉总筋 7 分钟，推下六腑 4 分钟，每日 2～3 次。

4. 心气虚或脾气虚

表现：时常心慌不安，记忆力减退，睡后易醒，醒后再次入睡困难，多梦，面黄，腹胀，食欲差，瘦弱，发育迟缓，没有精神，乏力，尿床，小便清长，尿血，便血，大便稀溏或软、无味，皮下出血，鼻出血，胃肠出血，女性月经淋漓不尽，月经量多，月经延迟，闭经，舌淡胖嫩，舌苔白，或舌面上水多。

【穴方 164】

提问：宝宝 19 个月，睡觉时盗汗，白天从不出汗，平时体质较差，也不怎么长头发。请问推什么穴位可以止住盗汗？

回复：揉新肾顶 10 分钟，每日 2 次。

【穴方 165】

提问：我家宝宝 10 个月大，半夜总醒，出汗多，舌苔厚、发白，我该怎么推拿？

回复：推脾土 5 分钟，揉新肾顶 7 分钟，每日 2 次。

【穴方 166】

提问：孩子这两天胃口很不好，不爱吃东西，还出虚汗，伴有几声咳嗽，舌苔白，大便正常。怎么办？

回复：推脾土 5 分钟，逆运左手内八卦 3 分钟，揉新肾顶 5 分钟，每日 2 次。

【穴方 167】

提问：女儿 2 岁 3 个月，从小睡觉时爱出长气，上个月发热，心电图检查示心律不齐和Ⅰ度房室传导阻滞，但医生又说发热也会引起这些症状。请问睡觉时出长气推拿能调理吗？

回复：能。此因心气不足，心肌受累所致。推肾水 7 分钟，推脾土 7 分钟，横搓心前区 10 分钟，每日 2 次。

【穴方 168】

提问：我产后怕风怕冷，头痛，推拿能调理吗？

回复：此属经络空虚。推上三关 7 分钟，揉外劳宫 4 分钟，每日 2 次。用背部和腰骶部撞门框，每次坚持 20 分钟，把体内的阳气泛起来，会好的。

【穴方 169】

提问：我妈劳累后就会心动过缓，出现胸闷气短、无力，平时挺好的。血脂偏高，血压不高。经多方治疗一直不见好转，推拿有什么好办法吗？

回复：岁数大的人气血不足，怕累，平常多分担些家务活，别让老人家累着。推肾水 10 分钟，推上三关 10 分钟，揉新肾顶 10 分钟，每日 2 次。横搓前胸，每日 20 分钟。

【穴方 170】

提问：用了您给开的穴方十来天了，我女儿叹气的次数少多了，可是现在每天还会有那么几声没断根，请问是继续用原方还是需要调整呢？谢谢！

回复：穴方不变，继续坚持推拿，再加上横搓心前区 10 分钟，每日 2 次，别吃冷的食物。

【穴方 171】

提问：昨晚孩子半夜头上冒虚汗，而且连着几天叹气，不知道是怎么回事？

回复：心阳不足所致。补脾土 7 分钟，揉新肾顶 7 分钟，每日 2 次。

【穴方 172】

提问：我家孩子 2 岁了，有先天性心脏病，活动时爱出汗，吃得很少，大便每天 2～3 次，每次拉得不多，不成形，一拉出来就散了，一吃水果就拉水。怎么办？

回复：由于心阳不足，不能很好地濡养小肠，导致小肠阳气不足，影响了消化功能。推脾土 7 分钟，顺运内八卦 3 分钟，揉外劳宫 6 分钟，横搓肚脐和腰部各 10 分钟，每日 2 次。症状消失后再调理 3 天，以巩固疗效。

【穴方 173】

提问：我家孩子 3 岁半，反复感冒而引起心肌受累，每天都能听到她叹气，有时突然深吸一口气。不愿走路，走一会儿就说累。平时手脚凉，大便不干，尿不黄，吃饭一般。睡觉时爱出汗，平时爱感冒，流清鼻涕，咳嗽。怎么推？

回复：推肾水 7 分钟，推脾土 7 分钟，推上三关 7 分钟，揉新肾顶 7 分钟，每日 2 次。忌食生、冷、寒、凉之品。每天坚持横搓肚脐和腰部。

5. 脾热或胃有积热

表现：不爱吃饭，口臭，口腔溃疡，流口水呈拉丝样，脾气暴躁，手足心热，呕吐，腹泻，唇干、红、肿、裂、起皮，爱喝水，尿黄有味，大便干结、味大。

【穴方 174】

提问：孩子 3 岁 3 个月，这两天手脚冰凉，穿得不少，一直不出汗，没胃口。先是出现呕吐、低热，然后给她泡脚，令其出汗降温，之后精神一直不好，口臭。白天还好，晚上睡觉很不踏实，不停地哭闹。去医院检查，医生说有炎症，吃了消炎药和消食片，一直不见好转，急求好办法！

回复：泻新板门 7 分钟，推新四横纹各 3 分钟，揉总筋 5 分钟，泻肺金 5 分钟，每日 2～3 次。

【穴方 175】

提问：我按照张姐的穴方（泻新板门 5 分钟，推新四横纹各 5 分钟，泻肺金 5 分钟，每日 2～3 次）给儿子推拿了两天，咳嗽基本止住了，偶尔还有点清鼻涕。更让我惊讶的是，一向胃口不好的宝宝胃口大开，竟然频频向我讨吃的，不得不感叹中医的神奇，谢谢张姐的无私亲授。

回复：对证了就会见效。

【穴方 176】

提问：宝宝 9 个月零两天，纯母乳＋辅食喂养，流口水呈拉丝样，白天睡觉轻且短，一般睡 40～60 分钟，稍有动静就会醒，醒后哭闹。晚上是先侧睡后趴睡，夜醒频繁，超过 3 次，含乳才能再入睡。舌苔黄，大便正常，鼻梁发青，流清且黏的鼻涕近 1 周，求方，谢谢！

回复：揉新阳池 5 分钟，泻新板门 5 分钟，泻肺金 5 分钟，推天河水 5 分钟，每日 2 次。

【穴方 177】

提问：过敏性鼻炎的小孩推什么穴位？另外，饮食上需要注意什么？孩子 4 岁，谢谢！

回复：吃五谷杂粮和果蔬，荤腥之品停食半年，调养体质。向上推鼻子 10 分钟，泻新板门 7 分钟，推下六腑 5 分钟，每日 2 次。

【穴方 178】

提问：孩子的嘴唇很红，手足心热，口腔溃疡，该怎么办啊？

回复：揉总筋 5 分钟，揉新阳池 5 分钟，泻新板门7分钟，每日2次。

【穴方179】

提问：我儿子这两天晨起时口气闻起来像铁锈一般，嘴唇通红，舌苔黄，大便干结，是不是内火旺？我应该怎么推拿？谢谢。

回复：是内火旺。泻新板门7分钟，清新四横纹各5分钟，泻肺金10分钟，推下六腑5分钟，每日2次。

【穴方180】

提问：孩子昨晚被确诊为手足口病，不发热，只是口腔、手、足和肛周有少量疹子，有点咳嗽。如何按摩？

回复：推肾水5分钟，推天河水5分钟，泻新板门7分钟，推下六腑5分钟，每日2次。注意：若所选穴位处有疹子则不宜推拿。

【穴方181】

提问：10天前我家小宝发热，经调理热已退，现在胃口超大，但是基础体温比较高，37.2℃左右，手心热，口臭，晚上睡不沉。是内热吗？怎么推？

回复：是内热。清新板门 10 分钟，每日 2 次。

【穴方 182】

提问：我爸 57 岁，工作很忙，不好好休息。1 周前腰腹部出现皮肤痛，然后又发了痘，医院皮肤科大夫说是疱疹，开了炉甘石洗剂和一个口服的西药。可是，1 周过去了还是不见好转，晚上痛得睡不着觉。请问有何好办法？多谢！

回复：必须按时作息。不要吃荤腥和辛辣之品，否则会加重病情，有的疱疹就是吃出来的。泻新板门 10 分钟，推下六腑 10 分钟，推天河水 10 分钟，每日 3 次。

【穴方 183】

提问：我家大宝左下眼睑红肿，医生诊断为麦粒肿，开了红霉素眼膏、托百士妥布霉素滴眼液、头孢克肟颗粒。昨天开始用药，但没吃头孢，只用了外用药。请问这是怎么回事？有没有其他更好的调理方法？盼回复，十分感谢。

回复：胃热所致。清淡饮食，忌食荤腥、油腻、辛辣之品。若是母乳喂养，妈妈也要忌口。

泻新板门 7 分钟，揉肾纹 7 分钟，揉精宁 7 分钟，每日 2 次。

【穴方 184】

提问：孩子是母乳喂养，我现在“上火”了，喉咙很痛，肯定是喝鸡汤导致的，怎么办？

回复：鸡肉是发物，由于孩子是母乳喂养，肯定也会受到影响。孩子的推拿手法：泻新板门 7 分钟，推下六腑 3 分钟，每日 2 次。妈妈的推拿手法：泻新板门 10 分钟，推下六腑 10 分钟，每日 2 次。

【穴方 185】

提问：大人患了唇炎，推拿可以调理吗？因为在哺乳期，又不能吃药，现在唇部脱皮开裂，很痛苦啊！

回复：推拿可以调理。泻新板门 7 分钟，推新四横纹各 5 分钟，推下六腑 7 分钟，每日 2 次。忌食荤腥、油腻、辛辣之品。

【穴方 186】

提问：我家小囡的牙龈上长了口腔溃疡，今天哭闹一天了。帮个忙，指点一下怎么推？

回复：揉总筋 5 分钟，推下六腑 5 分钟，每日 2 次。

【穴方 187】

提问：6 岁的孩子晚上睡觉时使劲咬牙，说梦话，口臭。这是怎么回事？现在每天给他搓后背、推肚子，还需做点什么吗？

回复：此为积食导致的磨牙。推新四横纹各 5 分钟，泻肺金 5 分钟，每日 2 次。

【穴方 188】

提问：帮朋友家的宝宝求助！1 个多月来宝宝全身皮肤溃烂流脓，跑遍当地医院也查不出原因，到上海求助医生也没法确诊！请问有什么好办法吗？希望宝宝快点好起来。

回复：这孩子的胎毒太大了，孕期、哺乳期的饮食和情志调养太重要了！推天河水 10 分钟，泻新板门 10 分钟，泻肺金 10 分钟，推下六腑 10 分钟，每日 2 次。如果是母乳喂养，妈妈一定要忌食一切热性食物！

【穴方 189】

提问：我女儿两岁多，手脚心从小就很热，

脾气急躁，爱吃荔枝，爱流鼻血，昨天又吃了荔枝，晚上就又流鼻血了（这是第 5 次了）。怎么办?

回复：不要再吃大热的荔枝了。揉新阳池 10 分钟，推下六腑 7 分钟，叩拍双侧委中 5 分钟，每日 2 次。

【穴方 190】

提问：我家孩子晚上吃了 4 只虾，5 小节黄鳝，喝了点汤。第二天凌晨出现低热，早上八九点皮肤上出现红点，背部、手臂、大腿、脚背皮肤都有红点，食欲不振，口臭，经常挠耳朵。请问这是怎么回事？谢谢。

回复：这是吃虾和黄鳝发物引起的皮疹。小孩体内阳气偏旺，不要吃发物等助火食物。如果是母乳喂养，妈妈也要忌口。推新四横纹各 5 分钟，泻肺金 7 分钟，推下六腑 5 分钟，每日 2 次。

【穴方 191】

提问：我家孩子 18 个月，嘴巴周围出现很多白色小颗粒，鼻翼上也有一颗，这是什么情况？该怎么推？

回复：脾胃湿热所致。泻新板门 7 分钟，每日 2 次，别吃甜食。

6. 胃肠虚寒

表现：没有食欲，食后腹胀，爱肚子痛，怕冷，四肢凉，喜欢热乎，不愿喝水，大便稀溏或软，或多日不便，大便不干也不臭，四肢经常肿胀，休息后缓解，小便清长或排尿时使劲，女性白带多而清稀，舌淡胖嫩，苔白，舌面水多。

【穴方 192】

提问：我儿子 1 岁，胃口还行，但是感觉吃进去的东西不消化，经常便出菜叶什么的。近 3 个月体重增长不明显，口臭，舌苔白。今天早上空腹喝了一小口凉水，就吐了 3 次，胃口差，除了母乳外几乎没怎么吃东西，大便 1 次，稍稀。请问要怎么处理？

回复：喝点生姜红糖水。推脾土 7 分钟，揉外劳宫 4 分钟，每日 2 次。

【穴方 193】

提问：昨晚宝宝突然吐了两次，色清，没有浊物，味酸不臭，精神好，二便正常，舌苔正常，四肢温，不咳嗽，没痰，也不发热。怎么办？

回复：推脾土 7 分钟，揉一窝风 5 分钟，揉外劳宫 4 分钟，每日 2 次。

【穴方 194】

提问：小孩吃得多拉得多，感觉吸收不好，身高正常，看上去有点瘦，脸色不红润，不知能否用推拿的方法调理？

回复：能。揉外劳宫 8 分钟，横搓腹部 10 分钟，每日 2 次。

【穴方 195】

提问：女儿昨天早上起床后不久喊肚子痛，还干呕，要我帮她揉肚子，揉后肚子就不疼了。快吃完饭时出现恶心，舌苔白，舌根处厚，大便臭，便头干，后段正常，晚上睡觉爱动。该怎么办？

回复：横搓肚脐 10 分钟，推新四横纹各 3

分钟，揉外劳宫6分钟，每日2次。

【穴方196】

提问：我女儿晚上睡觉可能着凉了，早上起来什么都吃不下，一吃就吐，怎么办？

回复：推脾土7分钟，每日2次。

【穴方197】

提问：小儿肥胖除了控制饮食和加强运动外，推拿能否有效？

回复：能。晚饭少吃，上下来回推肚子有很好的减肥作用。

【穴方198】

提问：我儿子拉肚子12天了，也打针吃药了，一直没有明显的改善。化验大便示脂肪球（＋＋），没有细菌和病毒，我是不是应该做些推拿呢？现在每天拉6～10次，黄色水样便，没有臭味。我都快急死了，帮帮我！

回复：推脾土5分钟，揉外劳宫5分钟，顺运内八卦3分钟，每日2次。

【穴方199】

提问：我女儿今年8岁半，从小胃口就不

好，脸色发黄，有眼袋，比同龄儿童瘦小。手脚爱出汗，汗量很大，夏天容易长湿疹，见于手指缝、脚上、手肘窝、膝盖窝、脖子。请指点，谢谢！

回复：推脾土 7 分钟，揉外劳宫 6 分钟，每日 2 次。

【穴方 200】

提问：我家孩子两岁半，胃口一直很好，就是吃得多，但不见长肉，而且吃完饭过半小时就拉了，请问该怎么处理？

回复：胃强脾弱所致。推新四横纹各 2 分钟，顺运左手内八卦 5 分钟，每日 2 次。

【穴方 201】

提问：我家宝宝拉肚子两天了，可能是着凉了，拉绿色稀便，一天拉了五六次，该如何推拿呢？

回复：揉外劳宫 8 分钟，每日 2 次。

【穴方 202】

提问：我女儿很讨厌吃饭，就爱吃水果，推哪儿呀？

回复：生冷瓜果伤脾，将水果停一段时间。推脾土 5 分钟，揉外劳宫 6 分钟，横搓肚脐 5 分钟，每日 2 次。

【穴方 203】

提问：我经常吃完饭就拉肚子，每天早上 4 点多钟也拉肚子，大便是稀的、黏的，不臭，每次大便时肚子有点疼。我该怎么推？

回复：每天早、晚各横搓肚脐 10 分钟。揉外劳宫 6 分钟，顺运左手内八卦 6 分钟，每日 2 次。

7. 肺热或大肠热

表现：发热，鼻塞，咳嗽，流涕，咯黄绿色痰，甚至痰中带血或脓痰，有腥臭味，胸痛，肛门红肿热痛，腹痛，急性腹泻，或便脓血，或便秘，口渴，口臭，尿少、尿黄，舌红，苔黄厚。

【穴方 204】

提问：这几天喉咙痛，咳嗽，睡眠质量差，便秘，痛苦死了，推什么穴位可以缓解一下？

回复：向下推胸部 15 分钟，揉合谷 10 分钟，推下六腑 10 分钟，每日 2 次。

【穴方 205】

提问：我儿子 8 岁，前两天有感冒症状，舌苔薄，舌尖红，鼻塞，流清涕，今天开始咳嗽加剧，有点喘音，麻烦张姐指点一下。

回复：推天河水 5 分钟，揉新阳池 10 分钟，逆运左手内八卦 10 分钟，每日 2 次。

【穴方 206】

提问：孩子呕吐、腹泻，什么都不吃，没有精神，中耳炎发作，听力下降，发热，舌红苔黄。患有抽动症、腺样体肥大。该怎么推？

回复：泻新板门 7 分钟，逆运左手内八卦 10 分钟，推下六腑 5 分钟，推天河水 5 分钟，每日 2 次。

【穴方 207】

提问：宝宝快 4 岁了，最近鼻塞严重，整晚睡觉打呼噜，不流鼻涕，早、晚有点咳嗽。怎么办？

回复：泻新板门 7 分钟，泻肺金 10 分钟，每日 2～3 次。

【穴方 208】

提问：我儿子 20 个月，腹泻 4 天了，医生开了思密达和益生菌，但晚上喝的白粥都吐出来了。不发热，精神还可以，但是尿少。请问有什么好办法吗？

回复：揉合谷 5 分钟，推小肠 10 分钟，泻大肠 7 分钟，每日 2～3 次。孩子尿少，要喝补液盐口服液，药店有售，以免发生脱水。

【穴方 209】

提问：请问 1 岁的孩子打完水痘疫苗后发热、拉肚子，怎么推？

回复：多喝温水、绿豆水，吃大白菜、小白菜，泡脚，别吃发物。泻新板门 7 分钟，推小肠 10 分钟，清大肠 10 分钟，每日 2 次。

【穴方 210】

提问：大人感冒了，嗓子疼，有点黄痰，怎么推？

回复：揉合谷 10 分钟，推下六腑 10 分钟，每日 2～3 次。

【穴方 211】

提问：急性支气管炎发作真可怕，孩子不停地咳，小脸涨得通红，该怎么处理？

回复：逆运左手内八卦 20 分钟，泻肺金 10 分钟，每日 2～3 次。

【穴方 212】

提问：宝宝肛周脓肿，1 个多月了，便后加重，总是反复。每天涂百多邦好几次，总不见好。这样下去太折磨人了，有没有别的办法？

回复：泻新板门 7 分钟，泻肺金 7 分钟，泻大肠 10 分钟，推下六腑 5 分钟，每日 2 次。忌食所有热性食物。如果是母乳喂养，妈妈也要忌口。

【穴方 213】

提问：孩子患有湿疹，反反复复，时好时坏，主要出现在左侧脸颊和下巴，遇热或者风吹，还有吃鱼、蛋、虾后，感觉会严重。该怎么推？

回复：泻新板门 7 分钟，推下六腑 7 分钟，推天河水 5 分钟，每日 2 次。患湿疹时，鱼、虾、蛋、肉都不能吃。如果是母乳喂养，妈妈也要忌口。

【穴方 214】

提问：80 天的宝宝（母乳喂养）经常腹泻，水便或蛋花便，吐奶像喷泉一样。化验大便示轮状病毒阳性。宝宝食欲不振，精神还可以。怎么推？

回复：逆运左手内八卦 7 分钟，推小肠 7 分钟，横搓肚脐 5 分钟，每日 2 次。由于是母乳喂养，妈妈饮食宜清淡。

【穴方 215】

提问：1 岁的宝宝肛周脓肿 1 周多，涂了金霉素眼膏后，红肿减轻。另外，1 周前打了麻疹疫苗后出现荨麻疹，偶见不明红疹。该怎么推？

回复：泻大肠 15 分钟，推下六腑 5 分钟，每日 2 次。

【穴方 216】

提问：同学家的儿子患了肺炎，高热（40℃），5 天了，咳嗽导致毛细血管破裂吐血，现在正输液，病情反复，请问推拿能调理吗？

回复：推天河水 7 分钟，泻新板门 7 分钟，逆运左手内八卦 15 分钟，泻肺金 7 分钟，推下六腑 7 分钟，每日 3～4 次，会好的。

【穴方 217】

提问：3 个月的宝宝脸上的皮肤特别干燥、起皮，鼻塞，有鼻屎，还有湿疹。该怎么推拿？谢谢！

回复：别给孩子捂多了！揉新阳池 7 分钟，泻肺金 5 分钟，推肾水 7 分钟，每日 2 次。

【穴方 218】

提问：3 岁半的男孩因感冒引发鼻窦炎，该怎么推拿？非常感谢！

回复：泻新板门 7 分钟，泻肺金 7 分钟，向上推鼻子、揉迎香各 10 分钟，每日 2 次。

【穴方 219】

提问：我老公早上刷牙时经常满口牙血，平时吃苹果也很容易发生牙龈出血，便秘，还有痔疮，口臭，舌苔薄黄。除了推肚子，还要怎么推？谢谢！

回复：平时饮食宜清淡。推新四横纹各 10

分钟，推肾水 10 分钟，推下六腑 7 分钟，每日 2 次。

【穴方 220】

提问：我家宝宝这两天喉咙发炎，总是哼哼、哭闹，请问有没有什么好办法？谢谢。

回复：揉合谷 10 分钟，泻肺金 7 分钟，每日 2～3 次。

【穴方 221】

提问：我的外孙女出疹子了，现在拉肚子，该怎么推？

回复：应该让疹出透。推小肠 10 分钟，泻大肠 5 分钟，横搓肚脐 5 分钟，每日 2 次。水果、荤腥之品都要停掉。

【穴方 222】

提问：我皮肤过敏十多年了，最近加重。先是起小疙瘩，很痒，一挠就开始冒水，现在是哺乳期，所以不敢用药，有什么好办法吗？

回复：清淡饮食，菜里除了油和盐，其他调料都不宜放。泻肺金 10 分钟，推下六腑 7 分钟，每日 2～3 次。

【穴方 223】

提问：我家宝宝 15 个月，继上周低热后今早出现高热，医生说是细菌感染所致。吃药也不见好转，宝宝胃口不好。怎么办？

回复：揉二扇门 7 分钟，揉总筋 7 分钟，推新四横纹各 5 分钟，推下六腑 7 分钟，每日 2～3 次。清淡饮食，勿吃助热食物。

8. 脾肺阳虚

表现：出虚汗，不爱吃饭，腹胀，久咳，痰白稀而多，气短，哮喘，说话声小，易疲劳，眼泡水肿，四肢浮肿或凉沉，脸色白，嗜睡，乏力，尿液清长，尿床，便溏，排便无力，舌淡胖，苔白水滑。

【穴方 224】

提问：两岁的男孩，患有过敏性哮喘，不能接触冷空气，一直吃西替利嗪和孟鲁司特钠，不能停，一停就咳嗽。稍微活动就出汗，手脚凉，有什么好办法吗？

回复：横搓前胸、后背各 10 分钟，推脾土

7 分钟，逆运左手内八卦 5 分钟，揉外劳宫 8 分钟，揉新肾顶 8 分钟，每日 2 次。

【穴方 225】

提问：孩子感冒了，流清鼻涕，咯白痰，不爱吃饭，肚子疼，爱出汗，大便稀、不臭，小便正常。该怎么推？谢谢。

回复：推上三关 5 分钟，揉外劳宫 6 分钟，每日 2 次。

【穴方 226】

提问：我家孩子是过敏体质，咳嗽将近 1 个月了，每天半夜 4 点多开始咳嗽，吐白痰，该推哪里？

回复：横搓前胸、后背各 10 分钟，速度宜慢。补脾土 7 分钟，揉外劳宫 6 分钟，每日 2 次。

【穴方 227】

提问：我最近手汗、脚汗特别多，怎么回事？如何调理？

回复：脾有湿，脾肺阳虚。推脾土 5 分钟，揉新肾顶 7 分钟，每日 2 次。

【穴方 228】

提问：两岁的宝宝最近 1 周不知怎么了，特恋奶粉，一上午喝三四次，每次能喝 280 毫升，不给喝就哭，晚上睡觉爱趴着。这是怎么回事？有没有什么好办法？

回复：有点中气下陷，受纳过度。顺运左手内八卦 5 分钟，每日 2 次。

【穴方 229】

提问：我家孩子上吐下泻之后，一动就咳嗽，气管丝丝响，不爱吃饭，大便一天一次，不干也不臭，尿不黄，舌不红，舌苔有点白，舌面湿润。该怎么推？

回复：脾虚导致肺虚。推脾土 5 分钟，逆运左手内八卦 5 分钟，揉新小横纹 5 分钟，揉外劳宫 5 分钟，横搓前胸、后背各 10 分钟，每日 2 次。

【穴方 230】

提问：我家宝宝 2 岁 6 个月，总咳嗽，嗓子有痰，吐出来的痰是白色的，大便 3 天 1 次，不干，在便盆上蹲半天才能拉出来。每天吃两根香蕉，一个苹果，适量菠菜，但大便还是费劲。这是怎么回事？怎么推？

回复：水果喂早了、喂多了，伤了脾胃阳气，脾湿生痰，导致咯痰。推脾土 7 分钟，推上三关 5 分钟，揉外劳宫 6 分钟，横搓肚脐、脾胃区各 10 分钟，每日 2 次。忌吃生冷水果或喝冷饮。

【穴方 231】

提问：我家孩子一吃水果或喝冷饮就说肚子痛，然后就咳嗽，是怎么回事？怎么推？

回复：孩子脾胃阳气不足，进食生冷之品易耗散脾胃阳气，导致脾胃虚寒，寒气使胃肠痉挛而引起腹痛。脾寒导致肺寒就会出现咳嗽。为了保养脾胃，不宜吃生冷之品。分推阳穴 5 分钟，推脾土 7 分钟，每日 2 次。

9. 肺胃感受外邪

表现：咽痛，流涕（或黄或绿或清），头痛，没有食欲，恶心，呕吐，腹泻，或便秘，口舌生疮，口臭，发热，口渴，心烦易怒，浑身疼痛，大便干，小便黄，舌苔黄或白。

【穴方 232】

提问：宝宝患风寒感冒第 6 天了，鼻涕还是流得厉害，晚上睡觉时鼻子发出呼呼的声音。请问要如何推拿？谢谢。

回复：泡脚 10 分钟，上下来回推鼻子 10 分钟，泻新板门 7 分钟，揉一窝风 7 分钟，每日 2 次。

【穴方 233】

提问：我儿子流清鼻涕，打喷嚏，暂时没有别的症状，该怎么推？

回复：泡脚 10 分钟，揉小天心 7 分钟，揉一窝风 7 分钟，每日 2～3 次。

【穴方 234】

提问：我家宝宝 3 个多月，两个月时得过一次肺炎，输了 7 天液，现在一直有痰，最近在喝中药调理，大夫说有点积食。宝宝精神状态不错，睡眠不错，吃奶差点，偶尔咳嗽，吃奶后喘气并伴有嘶嘶声，拍嗝后吐痰，晚上睡觉前爱哭闹。请问如何推拿调理？

回复：泻新板门 7 分钟，泻肺金 7 分钟，每日 2～3 次。

【穴方 235】

提问：我家宝宝受风着凉，昨晚流清鼻涕，半夜鼻塞，早上起床流出一点黄鼻涕，之后又是蛋清状的白鼻涕，舌苔有点黄，夹杂一点白，二便正常，请问该如何推？

回复：揉小天心 5 分钟，泻新板门 7 分钟，泻肺金 5 分钟，每日 2 次。

【穴方 236】

提问：孩子咳嗽不止，一声一声的空腔咳嗽，没有痰，带点嘶嘶声，舌头有些红，舌苔靠根部有些白，大、小便正常。怎么办？

回复：逆运左手内八卦 15 分钟，泻肺金 10 分钟，每日 2～3 次。

【穴方 237】

提问：我家宝宝晨起时有轻微咳嗽，还容易呛到，下午出现咯痰、呕吐，没有其他症状。该怎么推？

回复：向下推前胸后背、分推前胸后背各

5～10 分钟，每日 2 次，可有顺气化痰的作用。

【穴方 238】

提问：我家小朋友鼻塞，流鼻涕，较黏稠，多呈白色，有时呈黄色，晚上症状较轻，白天比较严重。请张姐指导一下。

回复：泻新板门 5 分钟，推下六腑 5 分钟，推天河水 5 分钟，每日 2 次。

【穴方 239】

提问：我家小妞凌晨 2 点多到 3 点半出现咳嗽，很严重。发热，38℃，打喷嚏，流鼻涕，大便 3 次，其中一次便溏，该怎么推？

回复：泡脚 10 分钟，揉小天心 5 分钟，泻新板门 5 分钟，推新四横纹各 5 分钟，泻大肠 5 分钟，每日 2 次。

【穴方 240】

提问：我家宝宝 31 个月大，可能是吹空调引起的，半夜开始高热，午后体温 39.5℃，无汗，舌苔白厚，还没有大便，偶尔有几声咳嗽，请问如何推拿调理？谢谢！

回复：用热水反复擦前胸、后背、头部、颈

部、腋下、腹股沟、肘窝、腘窝。揉二扇门 7～10 分钟，推下六腑 7～10 分钟，每日 2 次。若退热了，推拿时间减半。

【穴方 241】

提问：5 岁的孩子之前曾患感冒，现在感冒好得差不多了，可是嗓子有点哑了，咽喉肿痛，请问应该怎么推拿？

回复：泻新板门 7 分钟，泻肺金 5 分钟，推下六腑 5 分钟，每日 2 次。

【穴方 242】

提问：我儿子每天早上起床总是鼻塞，但没有鼻涕，今早起床嗓子是哑的，该怎么办呀？

回复：清淡饮食，热性和燥性的食物不要吃。泻肺金 5 分钟，揉合谷 7 分钟，推下六腑 4 分钟，每日 2 次。

【穴方 243】

提问：我女儿 15 个月，最近感觉有很多痰，脓鼻涕、清鼻涕都有，食欲不佳，吃了三天药无效，怎么办？

回复：清淡饮食。逆运左手内八卦 10 分钟，推下六腑4分钟，每日2次。

【穴方244】

提问：最近我儿子有点咳嗽，有痰音，但咳不出，手心热，但不发热，舌苔白，可能是晚上睡觉开空调着凉了，怎么推？

回复：揉一窝风7分钟，逆运左手内八卦7分钟，每日2次。

【穴方245】

提问：我家宝宝晨起打喷嚏，流清涕，有点咳嗽，大便酸臭，嘴唇红，舌尖及两侧红，舌苔白厚，该怎么推？

回复：揉小天心7分钟，揉一窝风5分钟，泻新板门7分钟，每日2次。

【穴方246】

提问：我家宝宝（8个月）感冒了，黄色眼屎不断，眼眶有点红，打喷嚏，流鼻涕，有时是黄绿色的鼻涕，还伴有咳嗽。怎么办？

回复：泻新板门7分钟，推下六腑5分钟，每日2次。清淡饮食，若是母乳喂养，妈妈要忌食荤腥、油腻、辛辣之品。

【穴方247】

提问：我家宝宝发热3天，退热后打喷嚏，流鼻涕，偶有咳嗽，喉咙有痰声。过了1周又开始发热了，体温38.5℃～39.5℃。去医院检查发现白细胞高，喉咙发炎。期间喂了退烧药和消炎药，现在越烧越高。怎么办?

回复：用热水反复泡脚、擦身，多喝温热水，勿吃荤腥、油腻、辛辣之品及热性水果。泻新板门7分钟，揉合谷7分钟，泻肺金5分钟，推下六腑5分钟，每日2～3次。

【穴方248】

提问：我带宝宝（3岁10个月）到三亚玩，孩子贪玩（游泳），现在发热，流鼻涕，嗓子疼且有血丝，伴有咳嗽。怎么办?

回复：揉小天心5分钟，逆运左手内八卦7分钟，泻肺金5分钟，每日2次。

【穴方249】

提问：我家孩子3岁2个月，扁桃体化脓，高热，39.8℃，小便黄，大便3天1次。孩子嗓子疼得说不出话，人也没精神、没力气。怎么办啊？

回复：泻新板门 10 分钟，泻肺金 10 分钟，推下六腑 7 分钟，推天河水 7 分钟，每日 3～4 次。退热后推拿次数和时间均减半。

10. 脾胃积食

表现：恶心，呕吐，呕吐物酸臭，腹痛，腹泻，便物酸臭，不知饥饿，口臭，喜凉饮，尿黄，舌红苔厚。

【穴方 250】

提问：我儿子 12 个月，胃口一直不太好。前天开始突然不吃东西，连续 2 天早饭后呕吐。人比较烦躁，今天吃奶时听见胃里有咕噜声，白天咳嗽了 2 次。每天午睡后有口臭（只有午睡后才有，其他时段没有）。大便有时每天 1 次，有时隔天 1 次。请问应该怎么给他推拿啊？

回复：先别吃奶，停奶至少 24 小时，喝小米粥，等好点了再吃馒头、花卷等。泻新板门 7 分钟，清新四横纹各 3 分钟，揉合谷 10 分钟，每日 2～3 次。

【穴方251】

提问：我家宝宝风热感冒好点了，现在还流鼻涕，伴有口臭。这两天睡觉爱哭闹，一直哭个不停！怎么办？

回复：泻新板门7分钟，逆运左手内八卦7分钟，泻肺金7分钟，每日2次。

【穴方252】

提问：我家孩子9个月，这两天不吃奶粉，一喂他就哭，不知道是怎么回事？

回复：胃受纳功能失调所致。逆运左手内八卦5分钟，推新四横纹各5分钟，揉合谷5分钟，每日2次。

【穴方253】

提问：我家宝宝又病了。可能是上周五花肉吃多了，伤食了。咳嗽，无痰音，流黄浊涕，舌苔前段红、后段黄。应如何推？感谢！

回复：逆运左手内八卦10分钟，推新四横纹各5分钟，推下六腑5分钟，每日2次。

【穴方254】

提问：我家孩子（36天）整晚哭闹，睡一

下就醒，肚脐边硬硬的，大便量少，鼻塞，口臭。除了推肚子，我还需要做点什么吗？

回复：孩子积食了，应让脾胃休息一段时间。泻新板门 5 分钟，推新四横纹各 3 分钟，泻肺金 4 分钟，每日 2 次。若是母乳喂养，妈妈应清淡饮食，不要吃荤腥、油腻、辛辣之品。

【穴方 255】

提问：我家宝宝这两天吃奶前和吃奶时都爱做干呕状，且食量只有之前的 2/3，大便正常，该怎么推？

回复：逆运左手内八卦 7 分钟，推新四横纹各 3 分钟，揉合谷 5 分钟，每日 2 次。

【穴方 256】

提问：宝宝 6 个半月，这两天拉肚子，半夜 4 次，白天 6 次，已经两天了，黄色稀便，带点丝状，我担心是苹果吃多了。尿不多，但很黄，喜欢喝水，一天喝很多，不知道要怎么办？似乎没有好的迹象，担心他会脱水，希望张姐能指点一下，谢谢！

回复：推小肠 10 分钟，揉二人上马 5 分钟，泻大肠 7 分钟，每日 2 次。清淡饮食，喝小米粥。

【穴方 257】

提问：我家宝宝好几天没有吃肉了，都吃素的，但是口臭得厉害。我觉得口臭这个问题不解决肯定要生病的，好着急啊！跪求姐姐帮忙。

回复：泻新板门 7 分钟，推新四横纹各 5 分钟，推下六腑 3 分钟，每日 2 次。

【穴方 258】

提问：宝宝出生 28 天，最近这两天傍晚出现爆发性的哭闹现象，哭得撕心裂肺。请问这是怎么回事？纯母乳喂养，大便金黄色，但是较稀，有时呈水样，小便正常。

回复：哭闹可能是肚子疼引起的。由于是母乳喂养，妈妈饮食宜清淡，不要大鱼大肉，别喝浓汤。泻新板门 5 分钟，推新四横纹各 3 分钟，向下推肚子 5 分钟，每日 2 次。

【穴方 259】

提问：孩子的舌尖上有地图舌，已经 1 个月了，平时食量大，这两天有点感冒，大便干、少、臭，嗓子不疼，应该怎么推呢？

回复：吃多了，伤及脾胃，子病及母，导致心出问题，故舌尖出现地图舌；脾胃不生肺和大肠，出现感冒症状和大便异常。所以要控制食量，以保养脾胃。推天河水 7 分钟，推新四横纹各 5 分钟，每日 2 次。

11. 肾或膀胱有热

表现：发热，脑瘫，脑萎缩，小腹胀痛，腰痛，憋不住尿，尿床，尿频，尿少，尿痛，尿血，或尿中有砂石，或尿色浑浊，便干或黏，舌苔黄厚。

【穴方 260】

提问：我先生最近两天腰痛得厉害，确诊为腰肌劳损，有没有什么好办法？

回复：用腰骶部撞击门框 20 分钟，横搓腰部 30 分钟，每日 2 次。

【穴方 261】

提问：我妈 60 岁了，尿血，诊为膀胱炎，输了两天液，不尿血了。现在排尿时又有点轻微出血了，不知道在吃药的同时，可否用推拿疗法辅助调理？

回复：清淡饮食，忌吃助热食物，平心静气。推肾水 7 分钟，推天河水 5 分钟，推下六腑 5 分钟，每日 2～3 次。

【穴方 262】

提问：我家宝宝 9 个多月，最近几个月总是拽阴茎，特别是小便的时候。他是不是痒？体内有热吗？该怎么办呢？

回复：下焦有湿热，导致阴部瘙痒。推天河水 5 分钟，揉二人上马 7 分钟，每日 2 次。

【穴方 263】

提问：我家儿子 4 个月，小便有味，该推哪儿？

回复：推肾水 5 分钟，推天河水 5 分钟，每日 2 次。

【穴方 264】

提问：我妹妹顺产后出现便秘，肛门坠胀，用了开塞露也不行。有没有什么好办法啊？

回复：推小肠 15 分钟，揉二人上马 7 分钟，推天河水 5 分钟，推下六腑 5 分钟，每日 2～3 次。

【穴方 265】

提问：我婆婆昨天用了三伏贴后今天无大便，晚上肚子胀痛，想小便但又没有，我帮她横搓肚子后有好转，但还是有点痛，请问这是怎么回事？平时脸颊一直很红，便溏，而且一天好几次。怎么办？

回复：体内有热的人不适合用三伏贴、三九贴，这样会“上火”的。体内有寒的人才适合使用。推新四横纹各 7 分钟，揉二人上马 7 分钟，推下六腑 5 分钟，每日 2～3 次。

【穴方 266】

提问：孩子嘴馋，吃了烤羊肉串，之后出现手足心热，该怎么推？

回复：羊肉壮肾阳，易致“上火”。推下六腑 7 分钟，推肾水 10 分钟，每日 2 次。

【穴方 267】

提问：我家孩子 10 个月，被诊断为脑瘫。不会坐，不会爬，不会站，不会拿东西，胳膊和大腿发硬，斜视，头发干枯，睡觉不好，爱惊醒、大哭。吃饭、小便、大便正常。舌苔有时黄厚。该怎么推？

回复：揉新阳池 7 分钟，推天河水 5 分钟，推肾水 10 分钟，揉二人上马 7 分钟，每日 2～3 次。

12. 肾或膀胱气虚

表现：脑萎缩，脑瘫，牙痛，严重时全身水肿，下肢肿胀明显，腰酸，乏力，尿少，尿清，尿床，尿频，便溏、无臭味，怕冷，四肢凉，舌淡胖，苔白或无苔，舌面水多。

【穴方 268】

提问：我生完孩子后出现腰痛、脚肿痛，每天晚上都要老公敲过才能睡着，每天很容易感到累，中午不躺下休息就受不了，感觉像是七老八十一样！

回复：用腰骶部撞击门框，以舒服为度，每次撞击 20 分钟，每日 1 次。横搓、热敷腰部各 20 分钟，每日 2 次。

【穴方 269】

提问：好朋友的儿子 10 岁，诊断为脑萎缩，表现为忘事、脸暗黄、便溏、尿床、舌胖大、苔白。该怎样进行推拿呢？

回复：推肾水 20 分钟，推上三关 5 分钟，用十个手指头干梳头半小时，揉百会 20 分钟（注：体内有热导致的供血不足不能用此穴），每日 2 次。

【穴方 270】

提问：我家宝宝这几天尿尿总是尿一半，尿完后有尿意但又尿不出来，尿不黄，没有味，这种情况该如何推呢？谢谢！

回复：推肾水 7 分钟，揉外劳宫 6 分钟，每日 2 次。

【穴方 271】

提问：小孩受惊吓后出现口吃、遗尿。我按照您的穴方，坚持推肾水 5 分钟，推天河水 2 分钟，补脾土 5 分钟，横搓腰部 5 分钟，向上推七节骨 5 分钟。2 周后遗尿、口吃症状明显好转。我需要继续推拿多久？要调整吗？

回复：症状消失后再巩固调理 3 天。横搓腰部可以常年坚持。

【穴方 272】

提问：我家宝宝上周突然隔了两天没大便，后来用了少量开塞露，我用棉棒抠才拉下来。从那以后每天拉三四次，但就是拉球球，一般睡觉起来就拉，其他都正常，吃得也不少，菜和水果也够，但是不爱喝水，怎么办？怎么才能让孩子爱上喝水？谢谢。

回复：属于寒秘的范畴，生冷瓜果伤脾胃，要停一段时间，菜适当吃，别吃太多。推脾土 5 分钟，推肾水 7 分钟，每日 2 次。

【穴方 273】

提问：昨天开始孩子排尿不是很爽快，尿量偏少，断断续续，无味，基本无色，请张姐给个意见吧！

回复：推上三关 4 分钟，揉外劳宫 4 分钟，揉二人上马 5 分钟，每日 2～3 次。

【穴方 274】

提问：孩子 6 个月，母乳喂养，每天大便十多次，不臭，都拉脱肛了，脸白，手脚凉，睡觉不好，怎么推？

回复：妈妈忌食生冷之品，孩子停喝果汁。顺运左手内八卦10分钟，推肾水7分钟，揉外劳宫7分钟，向上推肚子、后腰各10分钟，每日2次。

【穴方275】

提问：孩子6岁，8个月前感冒发烧，后来感冒治好了，却出现白天尿裤子、晚上尿床现象，已经持续8个月了。舌不红，舌苔不黄，大便正常。怎么推？

回复：不吃凉性食物。每天用热水（40℃）泡脚10分钟，肚子和腰部不要着凉。推肾水10分钟，揉外劳宫7分钟，推脾土7分钟，每日2次。

【穴方276】

提问：我28岁，生完孩子后腰疼，白天排尿正常，一到晚上尿就多，起夜5次，每次尿量都很多。人没有劲儿，也没有精神。一年四季手脚都凉，怕冷，大便一天一次，一着凉就拉稀。

舌胖大，舌苔白厚。怎么推?

回复：不吃寒凉的食物。推上三关 10 分钟，推肾水 10 分钟，揉外劳宫 10 分钟，横搓肚脐和腰部各 15 分钟，每日 2 次。用热水泡脚 20 分钟，用后背、腰骶部各撞击门框 15 分钟，每日 1 次。

【穴方 277】

提问：孩子 4 岁，蛋白尿 1 年多了，可能因着凉所致。激素一直在用，时好时坏，有时尿少，早上起来排尿有泡沫，尿潜血（+）。老说腿不舒服，运动量大点病情就加重。大便 2 天 1 次，不干，有时尿床。舌苔不黄，手脚凉，不爱喝水，脸色苍白。怎么推?

回复：不能过度运动，不吃寒凉、过咸、荤腥之品。推肾水 7 分钟，揉外劳宫 6 分钟，推小肠 10 分钟，每日 2～3 次。

第 4 章

精彩案例分享

1. 腹腔囊肿

马某，女，1个月，以“呕吐、腹胀、发热2天”来诊。

患儿母亲在怀孕32周做B超时已发现胎儿腹腔有囊性肿物，出生1个月后，患儿因频繁呕吐、严重腹胀并伴发热而入院，诊断为腹腔囊肿（4.9cm×4.8cm×4.9cm）和肠梗阻。家属不愿做手术，遂带患儿来诊，尝试推拿调理。

其母孕期曾进食大量西瓜，西瓜为寒凉之物，大量食用可伤脾肾之阳，导致水湿内停，聚而为囊肿。调理原则：降逆理气，温肾健脾，益气通阳。

主要手法：补脾土、补肾水、揉外劳宫等。推拿一天后患儿退热了，手足由凉变温，呕吐、腹胀症状好转，进乳增加，哭闹减轻。第二天中午，排出大量绿色大便，腹胀消失。推拿1周后，囊肿变软。40天后，核磁检查示囊肿消失，只遗留一个囊壁形成的瘢痕。为了巩固疗效，继续调理5天，随访至今无复发。

2. 喉室息肉

吕某，女，15 岁，以“声音嘶哑，逐渐加重 3 个月”来诊。

3 个月前，患儿因先天性动脉导管未闭在医院做了手术，术后发现声音嘶哑，并逐渐加重。到医院耳鼻喉科检查，发现声带根部长了一个肿物，肿物把一侧声带压住了，怀疑是息肉，建议手术切除。患儿父母因惧怕手术损伤声带而选择推拿疗法。

来诊时，患儿已经失音了。主要手法：揉小天心、泻肺金、推下六腑等。当天推拿 3 个小时，声音嘶哑已好大半。半个月后，喉镜检查显示肿物缩小，且肿物已退到声带一旁。继续推拿两周，喉镜检查显示肿物明显缩小。推拿 3 周后，喉镜检查显示肿物消失。为了巩固疗效，继续推拿 3 周，喉镜检查无异常发现。后来，这个女孩参加电视台的唱歌比赛并获得优秀奖，声音没有受到任何影响。

3. 腮腺肿物

王某，男，8个月，以“左侧腮腺肿物5个月”来诊。

5个月前，家属发现患儿的左侧腮腺部位有一肿物，并逐渐长大，来诊时已有鸡蛋黄大小，局部无红肿，伴有流口水，无其他不适表现。

主要手法：泻新板门、逆运左手内八卦、推下六腑等。推拿1周后，肿物缩小至原来的一半。调理第2周，肿物缩小较慢，患儿流口水的症状加重，考虑邪去而脾气虚，应扶正气，对原穴方进行调整。共推拿70天，肿物完全消失。

4. 胃部肿物

吴某，女，34岁，以“厌食多年”来诊。

患者自幼食欲不振，近1年加重。胃胀痛，大便时干时稀，小便微黄，月经延期，手脚凉，面色微黄。

先用消食导滞法推拿了2天，没有效果。之后按脾胃虚寒辨证，用温补脾胃法进行推拿。主要手法：补脾土、揉一窝风、揉外劳宫等。患者调理 29 天后痊愈，食欲增加。

后来，患者才告知以前胃部有肿物，大夫建议她手术治疗，推拿后肿物消失了，不胜感激。之前因为害怕我们知道其胃部有肿物而不给她推拿，所以隐瞒了病情。作为患者，还是应该如实告知医生病情的，切记！

5. 颈部活动障碍

周某，男，26 个月，以“颈部活动障碍 2 个月”来诊。

2 个月前，患儿从滑梯上摔下来，当天下午发现颈部不能转动并拒绝触摸，但无红肿。患儿好哭闹，睡眠不安，食欲差，大便稀且次数增加。核磁和 X 线检查均未发现异常。

观察患儿，颈不歪，看周围环境时颈部不敢动，只靠身体和眼球转动，面色发青。

主要手法：揉小天心、揉新阳池、推肾水等。推拿一天后，患儿的颈部即可做小幅转动，睡眠、饮食状况好转。调理 5 天后，颈部转动灵活，完全恢复正常。为了巩固疗效，继续推拿3天。

6. 鞘膜积液

李某，男，3个月，以“右侧阴囊水肿3个月”来诊。

患儿刚出生几天即被发现右侧阴囊肿胀，并逐渐增大，排尿时哭闹，尿流无力。B超检查示右侧阴囊有2.9cm×3.4cm大小的无回声区，诊断为鞘膜积液。

观察患儿面色苍白，身体消瘦，明显腹胀，患儿母亲说孩子经常吐奶。辨证为脾肾阳虚，水湿内停。主要手法：推肾水、揉外劳宫、揉新肾顶等。推拿1周后，腹胀消失，但鞘膜积液没有明显好转。又继续推拿1周，鞘膜积液已被吸收，至今无复发。

7. 化脓性中耳炎合并乳突炎

杨某，男，2岁，以“发热、左外耳道红肿流脓3天”来诊。

患儿有湿疹史及外耳道炎史。症见乳突发红并有压痛，医院诊断为化脓性中耳炎合并乳突炎，家属因担心静脉点滴会导致患儿哭闹剧烈而选择推拿调理。

辨证为肝胆湿热。主要手法：泻新板门、推天河水、推下六腑等。推拿一天后患儿退热了。调理 4 天后，红肿消失，脓液减少。共推拿 9 天而痊愈。

8. 牙周炎

李某，男，7 岁，以“发热、牙痛、脸肿 1 天”来诊。

患儿左下第 2 磨牙有龋齿，龋洞中长出一个肉芽，医院诊断为“龋齿、肉芽、牙周炎”。医生建议静脉滴注抗生素，家属不愿用药，遂选择推拿调理。

患儿体温 38.2℃，左腮肿胀如鹅蛋大，肤色不变，因疼痛而不能说话。问诊得知，患儿发病前一天曾吃大量羊肉及螃蟹，螃蟹动风，羊肉助火，肝肾脾胃热攻于上而致病。

主要手法：逆运左手内八卦、揉合谷、推下六腑等。推拿当天，患儿体温恢复正常，调理3天后诸症痊愈。

9. 化脓性扁桃体炎

吕某，男，4岁，以“发热、咽痛2天”来诊。

患儿体温近40℃，咽峡红，扁桃体红肿明显，并有化脓点。其母述患儿每次吃大虾或肉类都会发生扁桃体化脓。大虾、肉类可动风助火，此属热证。

主要手法：推新四横纹、推下六腑、推天河水等。推拿5日而痊愈。

10. 耳聋

曾某，女，3岁，以“耳聋1周”来诊。

来诊前1周，家人突然发现患儿对别人打招呼反应迟钝，到医院做听力试验，证明患儿确实耳聋了，口服抗生素无效。患儿无特别的病史，无情绪诱因。

有前贤云：“难下手时可从脾胃入手。”问诊得知，患儿平时嗜食寒凉之品，厌食，盗汗，好哭闹。观察患儿舌淡苔白，为脾胃虚寒之象。调理原则：温补脾胃。主要手法：补脾土、推上三关、揉外劳宫等。推拿 8 天后，患儿听力恢复正常。

11. 渗出性湿疹

吕某，女，6 个月，以“全身湿疹 6 个月”来诊。

患儿出生后不久即出现全身湿疹，渗出严重，色黄量多，昼夜哭闹，腹泻吐奶，辨为脾肾两虚证。

主要手法：补脾土、揉外劳宫、揉新肾顶等。推拿 1 天后，渗出减少。推拿 2 天后开始结痂。推拿 14 天后，结痂脱落，皮肤光滑白嫩。

12. 过敏性紫癜

丁某，女，10 岁，以“低热，下肢肿痛伴密集出血点 2 天”来诊。

患儿 2 天前出现低热，双侧膝关节肿胀疼痛，小腿伸面出现许多密集出血点。尿常规未见异常，类风湿因子（RF）阴性，C 反应蛋白（CRP）阳性，诊断为“过敏性紫癜”。家属因畏惧激素治疗的副作用而选择推拿调理。

辨证属血热。主要手法：泻新板门、逆运左手内八卦、推天河水等。推拿第 2 天，患儿体温恢复正常，下肢肿痛减轻。推拿第 5 天，下肢肿胀完全消失，但腕关节、腰骶关节、颈部关节依次发生肿胀并伴触痛，继续推拿调理。调理 15 天后症状全部消失。

13. 哮喘

袁某，男，3 岁，以“反复咳喘 1 年”来诊。

近 1 年来，患儿几乎每周都会发生咳喘。这次咳喘发作伴有发热，体温 39.7℃，呼吸困难。

本病为风、热、痰共同致病。主要手法：推肾水、推天河水、揉新小横纹等。推拿后，当天下午患儿的体温由 39.7℃降到 37℃以下，可以下地玩耍。调理 10 天后痊愈。之后的 1 年中，患儿哮喘发作 4 次，症状都较轻。随访至今未复发。

14. 血尿

艾某，男，4 岁，以“血尿 2 天”来诊。

家属前一天发现患儿的尿液是红色的，到医院化验尿常规示红细胞（＋＋＋），无发热，无浮肿，无头痛。考虑患儿无热性表现，近 1 周摄入过多雪糕和冷饮，食欲不振，按脾胃虚寒调理。

主要手法：补脾土、推上三关、揉新肾顶等。推拿第 2 天，化验尿常规示红细胞（＋），调理 5 天后痊愈。

15. 尿潴留

王某，男，2 岁，以“不能排尿 2 小时”来诊。

当天早晨患儿哭闹不止，其母发现患儿不能排尿，膀胱胀满。

辨证为心热下移小腹。主要手法：揉二人上马、推天河水、推小肠等。推拿 1 次后，患儿上午即可排出少量尿液，中午排尿已恢复正常。为巩固疗效，再调理 1 天。

16. 先天性尿失禁

迟某，女，9 岁，以“从小尿失禁，遗尿至今”来诊。

患儿从小白天尿裤子，夜晚遗尿且不能唤醒。查体见患儿尾椎骨缺失，大小约 2cm×2cm×2cm。患儿平时记忆力差，肢体活动无障碍，便干，尿赤、味大。辨证为膀胱有热。

主要手法：推肾水、推天河水、揉二人上马等。调理 1 个半月后，尿失禁明显好转。后来疗效不显著，考虑清久必虚，遂调整穴方。主要手法：补脾土、推肾水等。共推拿 2 个月，患儿白天可自控小便，不尿裤子了，夜晚能被唤醒起来小便，偶尔发生遗尿。

17. 脑瘫

张某，男，9 个月，以“四肢运动障碍半年”来诊。

患儿出生后有窒息史，3 个月后家人逐渐发现其四肢运动有障碍。9 个月时，不能独立坐和翻身，不能自己用手拿东西，患儿的头和手总在颤抖，对外界反应淡漠，不时哭闹。患儿一直处于低热状态（37～38℃），腹泻，频繁呕吐，流口水，眼眵黄，尿黄、味大。最近一次的 CT 检查证实为脑瘫。

辨证为肝经有热。中医认为，肝肾同源，所以肾亦为病邪所困。肾主骨生髓，髓通于脑，故脑亦受到影响。调理原则：清肝热，补肾精。主要手法：推天河水、推肾水、逆运左手内八卦等多套穴方组合推拿。

调理当天，患儿低热、呕吐症状消失。调理第 3 天，腹泻症状消失。推拿 1 个月后，患儿可以熟练翻身，流口水、尿频、尿黄等症状均消失。推拿 2 个月后，患儿头颤消失，手颤减轻，可以把手举到头上，并可以自己坐一会儿。推拿 3 个月后，患儿对周围环境刺激的反应明显增强，可以拿手附近的东西，剪刀步消失。推拿 4 个月后，患儿手颤消失，可独立坐稳，拉其手可以走。共调理5个月。2年后随访，患儿的生活基本能自理，智力比同龄儿童稍差些。

18. 风疹合并心肌受累

郑某，女，10岁，以“乏力、心律不齐5天”来诊。

患儿5天前出风疹，浑身痒，其母给她涂一种解痒药后风疹立即消失，之后出现乏力，心前区难受、疼痛，厌食。心电图检查示心律不齐，心脏逆钟向转位。心肌酶谱示心肌受累。患儿面色暗淡无光，病后盗汗，大便不稀但频，咽喉疼痛，扁桃体红肿。辨证为正气不足，疹毒内陷。

主要手法：揉小天心、揉一窝风、补脾土等。同时，用蓖麻子、萝卜叶混合物涂擦全身，令皮肤发疹。调理13天后，风疹重新出现，遂停止推拿，嘱其在家休息，避风寒，勿受惊吓。几日后随访，风疹全部出齐，诸症痊愈。复查心电图、心肌酶谱均正常。

（注：蓖麻子必须外用，切勿口服！）

19. 夜游症

王某，男，11 岁，以“夜游 7 年”来诊。

患儿 7 年前开始出现夜游现象，夜晚起床在屋内到处走，口中嘟囔，别人呼唤也不醒，过一段时间倒地即睡，不分地点，醒后无记忆。患儿自诉多梦，平素头晕，无力，心脏难受，好腹痛，喜食肥甘厚味。检查见心律不齐，心率偏慢。

此属饮食不节而致心脾肝肾积热。主要手法：揉总筋、泻新板门、推下六腑等。推拿调理后，患儿当天未夜游，第 3 天和第 6 天出现梦游，但时间很短。继续推拿 2 周，患儿只说梦话，未再夜游。

20. 抽动症

吕某，男，4 岁，以“眨眼睛、睡眠不好 2 个月”来诊。

患儿眨眼睛、睡眠不好 2 个月，滴眼药水无效，医院诊断为抽动症。

主要手法：补脾土、推上三关等。推拿调理2次后，患儿不再眨眼睛了，睡眠也安稳了，脸色由暗黄变白。

上眼皮属脾，下眼皮属胃，问诊患儿平日喜喝冷饮，伤及脾胃，气血不能上承濡养目胞，导致眨眼功能失调，所以从脾胃入手便抓住了病根。

21. 脖子软、腰软

刘某，男，8个月，以“自小脖子软、腰软至今”来诊。

患儿出生后2个月内有严重的黄疸史。不能坐，坐时头几乎会压到脚上。不会翻身，不会爬，不能站。四肢僵硬，不能拿东西，双脚呈剪刀步。医院诊断为脑瘫。

患儿便干，尿少、色黄、味大，昼夜哭闹尖叫，厌食。病因为湿热熏蒸大脑而致大脑受损，导致肌肉无力。主要手法：推肾水、推天河水、揉新阳池等。推拿调理2个月后，双侧脑室血性囊肿消失。推拿3个月后，脖子软、腰软症状消失。推拿 8 个月后，患儿病情明显好转，拉其手可行走，余症痊愈。

22. 黄疸

胡某，男，2 个月，以“黄疸 2 个月”来诊。

患儿出生后第 3 天开始出现黄疸，并逐渐加重，1 周后达到高峰，之后逐渐消退，但消退缓慢，2 个月后黄疸仍较明显（正常情况下，黄疸会在 3 周内完全消退）。

观察患儿面黄鲜亮，平素昼夜哭闹，考虑为体内湿热引起。调理原则：利湿清热。主要手法：泻新板门、推天河水、泻小肠等。推拿调理后，患儿黄疸逐渐消退，面色白里透粉，食欲增强，体重增加，睡眠良好。调理 22 天后痊愈。

23. 霰粒肿

杨某，女，13 个月，以“右眼上睑霰粒肿 2 个月”来诊。

2 个月前，患儿右眼红肿，眼眵多，流泪，持续不断，医院确诊为上睑多发性霰粒肿。随即进行手术治疗。术后 12 天复发，且下眼睑又出现一个麦粒肿，家属带其来试试推拿疗法。

患儿平素夜啼，食欲不振，恶心。吃鱼虾后眼睛立刻就红，霰粒肿加重。辨证为肝脾有热。主要手法：揉精宁、揉肾纹、推下六腑等。

推拿调理半个月后，患儿右眼红肿、眼眵消失，流泪症状减轻，右眼上睑的小霰粒肿消失，4 个大的霰粒肿缩小，右眼下睑的麦粒肿缩小，食欲、睡眠俱佳。调理 39 天后痊愈。

附篇

宝宝和大人常见问题解答

例1

提问：横搓前胸、腹部、后背、后腰时，速度有要求吗？是快点还是慢点呢？

回复：除了调理咳喘需要稍快点外，作为日常保健手法速度不宜快，以舒服为度。

例2

提问：我家宝贝手心热，舌尖红，半夜总醒，耳朵红，有积食，便秘，可以捏脊吗？

回复：体内有热，不宜捏脊。

例3

提问：1岁的孩子，舌尖有点红，舌苔还好，大便前干后稀，人很瘦，脸色有点黄，有时会咳醒，感觉喉咙有异物，晚上睡觉不踏实，鼻梁见青筋，怎么回事呢？

回复：应该检查咽喉，看看是不是扁桃体肿大所致，也可能是肺胃之气上冲而导致咽痒。平躺着向下推胸腹 10 分钟，每日 2 次，可以缓解症状。

例4

提问：幼儿园班上有小朋友得了手足口病，如果我们想预防应该怎么办？

回复：生活规律，清淡饮食，不吃荤腥、辛辣的食物，体内清肃就不易被感染。

例5

提问：为什么不能随便清天河水呢？

回复：清天河水是祛心热的，如果辨证属寒证，清天河水会使心阳不振，敛不住汗液，毛孔总是处于开放状态，容易感冒，孩子会感觉疲乏无力，心不生脾，导致消化不良等一系列问题。辨证为热证时才可使用此法。

例6

提问：有没有什么食疗方法可以调理热咳或者寒咳呢？

回复：热咳：川贝蒸白梨。寒咳：红糖姜

汤水。

例7

提问：我平时吃素，怎么吃更有营养呢？

回复：每天早上吃五豆饭——白扁豆 2 克，红豆 3 克，绿豆 4 克，黑豆 6 克，黄豆 8 克。种子可以孕育出生命，故富含很多精华物质。五种颜色的豆入五脏，补五脏之精。煲烂一点，孩子不吃豆，只吃用豆煮的饭。

例8

提问：儿子 1 岁了，只能吃糊状的食物，吃不了颗粒状的食物，好像是喉咙敏感的问题，推拿可以改善吗？

回复：没长磨牙，不能咀嚼，吃糊状的食物有助于消化，没有问题。

例9

提问：晚上可以喝姜汤吗？因为听老人说："晚上吃姜赛砒霜。"

回复：如果你属于虚寒证人群，何时喝姜汤都无妨。就怕是热证，喝上姜汤真就是"赛砒霜"了。

例10

提问：能否推荐一些能吃的水果蔬菜啊？舌苔黄，拉肚子刚好。

回复：腹泻刚好，不宜吃水果和过多的蔬菜，先养几天。

例11

提问：我儿子1岁5个月，前几天感冒了，这两天咳嗽有痰，痰特别多，看见孩子睡觉时频繁咳嗽，我心里好难受，喂药喂不进，刚灌了一勺，孩子就哭得厉害，我该怎么办？

回复：热性体质者吃助热食物会生热痰，寒性体质者吃生冷之品会生寒痰，所以不要吃刺激性的食物。逆运左手内八卦10分钟，每日2次。

例12

提问：宝宝9个月，这两天烦躁，扯着嗓子喊。还有，排尿没劲是肾虚吗？要推肾水吗？

回复：检查一下是否因穿多了而引起烦躁。肾虚也不能单纯补肾，要确定体内没有热或属虚寒证才可以，而且还要配伍其他穴位，以免影响脾胃。

例13

提问：宝宝手足心热，出冷汗，汗量多，风一吹担心感冒。老人说要捂，是否应该？

回复：秋燥，不要捂，易伤阴。越捂毛孔越开着，越易感受外邪。

例14

提问：我发现宝宝（26 个月）因发脾气而哭闹的时候会尿裤子，这是什么原因？需推哪里？

回复：发怒伤肝，子病及母，导致肾的开阖功能失调。逆运左手内八卦 7 分钟，推肾水 10 分钟，每日 2 次。

例15

提问：孩子有哮喘史，如果玩得太疯，就会出现呼吸急促，用听诊器还能听到哮鸣音，但呼吸平静下来就消失了。怎么回事啊？

回复：患有哮喘的孩子不能过度疯闹、大哭大笑、过度运动等，多让孩子安静下来。

例16

提问：我儿子的鼻子总有些不通气，是什么

原因啊？

回复：感冒过后余邪未清，引起鼻黏膜充血肿胀；或因感冒而致鼻中腺样体肥大；鼻窦炎、鼻中隔偏曲、过敏等都可引起鼻子不通气。

例17

提问：3岁的孩子最近频繁眨眼睛，眼睛不红，没有异常分泌物，不知道是什么原因？可以推拿调理吗？

回复：肝脾有问题可导致频繁眨眼，可以用推拿调理。

例18

提问：儿子咳嗽4天，晚间咳嗽连续不断，咳声短促，无痰，早晨咯痰，略呈黄色，胸间听到痰音。昨晚和今晨叩拍了胳膊、大腿各两次，每个面都拍到了，从上向下，每次5分钟，今晚居然不咳嗽了，什么原理呢？

回复：双臂有肺经、大肠经、心包经、三焦经、心经、小肠经经过，大腿上有脾经、胃经、肝经、胆经、膀胱经、肾经经过，经络不通可引起咳嗽，现在每条经络都拍到了，经络畅通了，自然会痊愈。

例19

提问：我妈脚趾头发麻，做了脑 CT 和腰 CT 并无异常，现在嘴、下颚偶尔发麻，请问这是怎么回事呢？

回复：提防中风，喝紫皮洋葱浸泡的红酒；腰椎病可压迫神经，导致脚趾头发麻；颈椎病也可压迫神经，引起嘴、下颚发麻。用后背和腰骶部各撞击门框或木头桩子 15～20 分钟，每日 1～2 次。

例20

提问：曾经有个老师说我家双胞胎要一天补肾水，一天补肾阳，每天各推 10 分钟。我家大宝出生时不到 5 斤，脾胃比较敏感，怕冷，需要每天推吗？平时怎么保健？

回复：日常保健用横搓法。横搓既不是补法，也不是泻法，是促进五脏六腑供血的通法，以舒服为度。补肾的前提是确定体内没有热邪、湿邪、寒邪等，不然会恋邪。肾阳虚补肾要配伍热性的穴位，肾阴虚补肾要配伍凉性的穴位。水补过多会发“大水”，将会把脾土冲走，影响脾胃的消化和吸收功能。

例21

提问：小孩子需要洗舌苔吗？

回复：不需要，洗了舌苔再看舌象就不准了，不能如实反映身体状况。

例22

提问：什么时间看舌苔比较好？

回复：晨起时什么东西都没吃，此时是看舌苔的较好时机。看舌苔前不能吃带颜色的食物，以免染苔，出现假象。如果长期吃某一种药物，也会出现假苔。

例23

提问：每天给孩子吃1～2个鸡蛋会有问题吗？

回复：大点的孩子每天最多吃一个蛋，吃多了会伤食。蒸成软的蛋羹给孩子吃比较好消化。7个月以上的小宝宝从1/10的蛋羹开始吃起。体内有火的孩子可以吃鸭蛋羹。

例24

提问：断奶后胸部严重缩小，不知张姐有没有什么好办法？

回复：右手搓左侧乳房，左手搓右侧乳房，每侧转圈搓 10～20 分钟，每日 2 次。此法对乳房结节、乳腺增生均有效。

例25

提问：我家儿子出疹子后，最大的改变是不喝那么多水了，原来可是个“水桶”啊！

回复：火毒内蕴则要饮水自救，不少患消渴病的孩子疹毒出完后，饮水量就正常了。

例26

提问：今天发现宝宝耳朵里的耳屎已经干结了，像结石一般，不知有没有什么好方法可以取出来？

回复：耳朵里滴点香油，软化后用小镊子夹出来。

例27

提问：孩子摔了一跤，把脸摔青了，求好办法！

回复：涂三七粉；敷芦荟肉；用大红月季花泡的高度白酒搽患处；涂生豆油。以上方法效果都很好，可任选其一。

例28

提问：宝宝入睡困难，可能白天玩得太疯，每次睡觉都要哄半个小时以上才能睡着，怎么办呢？

回复：体内有热，阳不入阴，睡前要静，勿要闹，晚饭少吃。

例29

提问：1 岁半的小孩心跳应该是多少呀？心肌受累的症状有哪些？

回复：每分钟 100～110 次。心肌受累多因心肌损伤、缺血等所致，表现为胸闷、心前区疼痛、心律不齐、心动过速或心动过缓、疲乏无力、长出气、头晕等。

例30

提问：听说 6 岁以上的孩子推拿就没用了，请问是这样吗？

回复：误传会让很多人失去健康的机会。实

践证明，张宇小儿推拿疗法运用到成人身上同样有效。我和妈妈推过的病人中，小到刚出生的婴儿，大到86岁的老人，效果都不错。

例31

提问：请问银屑病能用推拿调理吗？我妈妈突然得了这个病。

回复：能，但要忌口，调节情绪。

例32

提问：我在冬天坐月子的时候没注意，穿单裤下床，导致左膝盖受风，天气一变冷膝盖就疼。很多妈妈也有类似的苦恼，请问有什么办法可以缓解？

回复：取1把花椒，1把红色小尖辣椒，1块生姜（切成片），放入1斤高度白酒中浸泡1周，把酒倒出来弄温，每天搽患处15～20分钟。

例33

提问：1岁以内的孩子不吃肉会不会缺乏营养？

回复：1岁以内的孩子最好不要加肉，这个年龄段应以奶为主食。1～3岁的孩子，可加点肉汤做菜。孩子的脾胃娇嫩，过早加肉会伤及脾胃，导致运化不利，进而发生积食。

例34

提问：有没有什么方法可以减少这种雾霾天气对身体的伤害？

回复：不要剧烈运动，出门戴口罩。清淡饮食，着衣适度，避免发生肺燥或肺寒。横搓肺部，可增强肺脏的功能。

例35

提问：脾胃虚寒的孩子常吃山药有好处吗？

回复：如果确实是脾胃虚寒，可以适当吃些山药，但不要一次吃太多。

例36

提问：1岁多的小孩可以天天吃山楂片吗？

回复：不可以，易伤胃。

例37

提问：前几天可能是糯米汤圆吃多了，总感觉肚子有东西堵着似的，遂晚上推肚子四五百下，之后舌头有口水渗出，这是怎么回事？

回复：这是好事儿，涎为脾之液，唾为肾之

液，说明推肚子后增强了脾或肾的功能。

例38

提问：我经常低血压，头晕，迷糊，还摔倒过，怎么推？

回复：揉百会穴，可提升中气，升高血压。用后背撞击门框 15～20 分钟，以舒服为度，每日 1 次。

例39

提问：推拿最好是推左手吗？还是两只手都推？有要求吗？

回复：不管男女老少，都推左手，左手有问题不能推可选择右手，不需要两只手同时推。

例40

提问：我女儿 2 岁 10 个月，患有散光，通过按摩能改善吗？

回复：能。不要用眼过度，少吃荤腥、油腻、辛辣之品。脾胃为气血化生之源，横搓脾胃区可增强脾胃的功能，濡养眼睛。用双手刮上下眼眶 10 分钟，每日 2 次。同时，根据辨证推拿调理。

例41

提问：颈椎病引起脖子僵硬、头晕头痛、恶心呕吐，该怎么推？

回复：做个小枕头枕在脖子下面；用后背撞门框20分钟，每日2～3次。

例42

提问：小儿子3岁多，脚底长了很大的水泡，发硬，晚上痒。平时脚汗多，脚臭。怎么办？

回复：泡脚时水中放一勺白醋。

例43

提问：舌根下有黑色的青筋，像瘀血的颜色，要紧吗？如何解决？非常感谢！

回复：体内气血瘀滞不通，勿生气，饮食清淡，推肚子或横搓肚子。

例44

提问：我家孩子的舌苔黑了，这是怎么回事？

回复：先排除因吃黑色的食物或药物而染苔的情况。如果舌质红，舌苔干而黑，属热盛。若舌质淡，舌苔湿润而黑，属寒盛。

例45

提问：年纪大了脸上有斑点，特别是鼻翼和脸颊，该如何调理？

回复：干搓脸，方向向上，每次 5 分钟，每日 2 次。长斑的位置正好是脾胃反射区，可向下推肚子 10 分钟，横搓脾胃肝胆区 10 分钟，每日 2 次。叩拍双腿 5～10 分钟，每日 2 次。勿吃辛辣、寒凉之品，勿生气。

例46

提问：孩子尿尿的时候打颤是怎么回事？

回复：说明脾气虚或肾气虚，通过打颤来增加体内的阳气。

例47

提问：请问横搓法对于 12 岁的男孩是否有用？偏瘦，400 度近视。

回复：有用，可以促进血液循环，濡养眼睛。

例48

提问：隔着衣服推肚子可以吗？

回复：直接在皮肤上推或搓效果比较好。如果孩子实在不配合，可以隔着衬衣操作，但不要隔着棉袄操作，那样就没什么效果了。

例49

提问：孩子伤食腹痛，推完肚子后屁就多了，但肚子不疼了，是好事吗？

回复：若有积食、腹胀，排气是好事。

例50

提问：我家宝宝5个半月，平时有喂米粉，这两天发现大鱼际处发青，这是怎么回事？

回复：此属脾胃气血瘀滞不通。添加辅食要由少到多，避免伤食。

例51

提问：我用横搓法给宝宝（6个月）横搓前胸后背，每次搓完都出现很多红色的小片疹子，周围红，中间有小点。请问这是什么原因？

回复：一是涂上爽身粉，二是手法再轻点。

例52

提问：我家孩子4岁3个月，大便前面正常，后边溏黏，粘便池，怎么推？谢谢。

回复：横搓肚脐和腰部各 10 分钟，每日 1 次。停食瓜果，养一段时间。

例53

提问：我老公晚上睡觉时胸口以上出汗，他常通宵加班，四肢常冰凉，容易感觉疲劳，经常头痛，推拿疗法可以缓解吗？

回复：请在晚上 11 点前睡觉。晚上不休息，对人体的伤害最大。泡脚，横搓胸部和背部各 15 分钟，每日 2 次。

例54

提问：有减肥的穴方吗？

回复：来回推肚子 15～20 分钟，每日 2 次。早饭吃好，晚饭吃少。

例55

提问：我今天外出时间有点长了，在太阳底下暴晒，现在出现头晕、恶心、低热，体温 37.7℃，怎么办？

回复：中暑了。喝绿豆汤或西瓜水。推肾水 10 分钟，推天河水 10 分钟，每日 2～3 次。

例56

提问：请问甲状腺功能低下怎么推拿？

回复：上下来回搓脖子（甲状腺处）10 分钟，推胸腹 10 分钟，推两肋 10 分钟，每日 2 次。先天性甲状腺功能低下者，需要终生服药。

例57

提问：我家宝宝精力旺盛，每晚都要 11 点以后才睡。怎么办呢？

回复：推下六腑 7 分钟，推肾水 10 分钟，推天河水 7 分钟，每日 2 次。

例58

提问：我感冒了，鼻子酸，眉头酸疼，鼻塞，想流眼泪，太阳穴疼，想打喷嚏打不出，好难受。是不是不能吃肉？

回复：不能吃。感冒时吃荤腥、油腻、辛辣之品会加重病情。

例59

提问：我头顶正中位置出现两块斑秃，怎么推？

回复：用生姜反复擦患处，每次 10 分钟，每日 2～3 次。用十指干梳头，不计时间。向下推两肋 10 分钟，揉新小横纹 10 分钟，推天河水 7 分钟，推肾水 10 分钟，每日 2 次。

例60

提问：11 个月大的小孩大便时排出食物残渣、菜叶等，是消化不良吗？

回复：这是因为孩子没长磨牙，不能磨碎食物。所以，孩子没长磨牙前，吃的饭菜以熟烂的为好，菜最好打成浆，煮熟了再喂。

例61

提问：我老公患了脊柱炎，今天给他拔罐放血后，出现头晕、乏力、出冷汗、唇色暗，怎么回事呢？

回复：气血大亏者不宜拔罐放血，会耗伤气血。推肾水 10 分钟，推脾土 10 分钟，揉新肾顶 10 分钟，每日 2～3 次。

例62

提问：我家宝宝拉肚子，质稀，有泡沫，我给他逆时针揉肚子对吗？

回复：寒泻可用此手法，如果是热泻则不

可以。

例63

提问：我女儿4岁半，夜里睡觉时出汗很多，不盖东西能好些。怎么推?

回复：推下六腑5分钟，揉新肾顶7分钟，每日2次。

例64

提问：我家孩子老爱伸出舌头舔下嘴唇，这是怎么回事?

回复：心脾有热。

例65

提问：3岁的孩子总是不知道饱，每次都吃很多饭，没多会儿就喊饿，不给吃就哭，大便前干后稀。自从半年前上吐下泻之后就这样了，应该怎么推?

回复：胃火旺、中气下陷、肝不克脾等都可导致胃受纳过度。顺运左手内八卦5分钟，每日2次。晚饭少吃，多喝小米粥，可养脾胃。

例66

提问：明天带孩子坐船，有没有什么好办法

防止晕船呢？

回复：揉新阳池 7 分钟，揉总筋 7 分钟，上船前操作 2 次。

例67

提问：请问霰粒肿推拿能调理吗？是脾胃不调引起的吗？

回复：能推好。脾胃有热、肝胆火旺等都可以引起。

例68

提问：朋友流产了，半个月后血才止住，但没隔几天又出血了，伴有很多血块，请问有什么好办法吗？

回复：此属瘀证，喝点三七粉。流血减少后开始推肚子，以活血祛瘀。

例69

提问：我正在哺乳期，能吃药吗？感冒了，嗓子疼，咽口水时就感觉嗓子眼堵得难受。

回复：可以吃点牛黄上清片。推拿见效也比较快，泻新板门 10 分钟，推下六腑 10 分钟，每日 2 次。

例70

提问：我家孩子突然半夜1点和早上起床时咳嗽，一个星期发作一次，舌苔薄白。怎么办啊？

回复：清淡饮食，勿吃刺激性食物。逆运左手内八卦10分钟，每日2次。

例71

提问：宝宝满6个月，最近一个星期添加了辅食，如少量米粉和水果。晚上睡觉多动，睡中哭泣，还爱出汗，两个小时左右就要醒一次喂奶，以前一觉睡到天亮。舌苔有点白，口气微酸。最郁闷的是大便三天才拉一小粒，很臭。怎么办啊？

回复：辅食添加不当，伤到脾胃了。辅食停一段时间，水果可在宝宝1岁以后再喂一点，蒸熟了吃，1岁前最好不要吃水果，容易伤脾。推新四横纹各3分钟，横搓肚脐10分钟，每日2次。

例72

提问：我家宝宝1岁3个月了，患有枕秃，

医生开了补钙的药，但是特别不爱吃饭，怎么办呀？

回复：横搓上腹部和后背的脾胃区，可增强脾胃功能。不爱吃饭则缺乏气血生化之源，故不能濡养头发。脾胃消化和吸收功能不好，吃再多的钙片也没用。

例73

提问：我流产不满1周时，不慎被动吹空调了，结果这几天感到肩膀、手臂很冷，人也特别虚，手痛、脚跟痛。怎么办呢？

回复：不要吃生冷、寒凉的食物。用热水泡手和脚，每次20分钟，每日2次。叩拍胳膊、大腿各10分钟，上下来回推胸腹10分钟，每日2次。用背部和腰骶部各撞击门框20分钟，每日1次。经络打通了，气血足了，身体自然恢复正常。

例74

提问：我女儿这两天手上的大鱼际和小鱼际出现红点，这是怎么回事？

回复：多因肺胃有热所致。

例75

提问：宝宝晚上睡觉时温度稍高就翻来覆去睡不踏实，一开空调或电扇就安静了。这是病吗？

回复：夏天室温太高谁都难受，孩子也不例外。室内保持26℃～27℃的温度比较适宜。

例76

提问：我家宝宝14个月，右腿发育缓慢，请问推拿能促进骨骼和肌肉的生长吗？

回复：可以肯定地说，小儿推拿可以促进脏腑的血液循环，促进骨骼肌肉、神经血管及皮肤的功能，使身体发育得更好、更强壮。

例77

提问：小孩总抓耳朵、爱翻身，这是什么毛病呀？

回复：多因肝胆有火，导致热扰心神，睡眠不安。

例78

提问：平时吃什么可以保养脾胃？

回复：多吃小米粥，有助于消化，能清肠

胃，补气血。孕期、坐月子、哺乳期、孩童期、有病的时候，都可以吃小米粥。

例79

提问：孩子1个多月大，两周前感冒了，一天偶尔咳一两声，我怕他肺炎复发，就常推他手上的无名指，泻肺金1000下。最近他突然穿得多还手脚发凉，老是要吃奶，吃不了多少就睡，体重增长还慢很多，是我把他按摩坏了吗？请您帮忙看看怎么办啊？拜谢。

回复：揉外劳宫6分钟，每日2次。你原先那么推相当于每次泻肺金10分钟，还常推，过量了。1个月的孩子，咳嗽感冒好了就不要久泻肺金，这样会伤及孩子的阳气，不要走极端。

例80

提问：家里老人给孩子喝人参汤，又吃了虾，现在孩子一点饭都不吃了，口臭，3天没大便了，脾气大，晚上睡得晚，乱翻，哼唧。怎么办啊？

回复：人参汤大热，适合大寒的人。偏性厉害的中药不可以乱用！人参大补，脾胃易受伤，自然影响胃的受纳功能，故不爱吃饭，吃虾易致胃热，雪上加霜。逆运左手内八卦 10 分钟，推新四横纹各 5 分钟，推下六腑 5 分钟，每日 2 次。忌吃所有大热大寒的食物。

例81

提问：我老感觉胃里热乎乎的，推肚子后好点，过一会儿又感觉到热了，大便不干，这是怎么回事？

回复：胃阴不足。向下推肚子，同时逆运左手内八卦 15 分钟，推肾水 10 分钟，每日 2 次。

例82

提问：我家小孩 15 岁，晚上睡觉总磨牙，声音很大，有什么好办法吗？

回复：可能有积食而导致胃热，晚饭少吃，向下推肚子 10 分钟，每日 1 次。吃打虫药，打打虫子，每年 2 次。

例83

提问：我得了尿结石和肾结石，推拿疗法可以排石吗？

回复：向下推肚子 15 分钟，每日 2 次。清淡饮食。

例84

提问：请问孩子流鼻血，脸色不好，怎么办？

回复：叩拍双腿膝盖后面的窝窝（委中穴）5～10 分钟，每日 2 次。

例85

提问：一套穴方前半段推的是左手，之后宝宝睡姿变了，于是推的右手，可以吗？

回复：只要方法对了是可以的，但要注意有些穴位左右手的方向是不一样的。

例86

提问：我的手脚常年都是冷冰冰的，怎么推？

回复：用热水泡脚，别吃生冷的食物。横搓肚脐及小腹 15 分钟，每日 2 次。

例87

提问：孩子一到睡觉时间就开始又蹦又跳，有什么镇静的方法吗？

回复：睡前横搓。睡前别逗笑孩子，别玩兴

奋的游戏，别吃多了。

例88

提问：我正处于哺乳期，因为生气，奶水回去了。孩子也大便干燥，睡眠不好，怎么办?

回复：奶水是血液所化生，来自于肝，动怒则导致肝郁气滞，气停则血凝，奶水就会迅速减少。吃了生气妈妈的奶水，孩子自然也会出现不适。宝宝的调理方法：向下推肚子 5 分钟，每日 2 次。妈妈的调理方法：向下推两肋 10 分钟，每日 2 次；取红皮花生米（最好买新鲜的）50 克、红豆 50 克，每天煮水代茶饮。

例89

提问：我家孩子患有先天性斜颈，怎么推拿?

回复：将孩子的头歪向患侧，下巴歪向健侧，涂上爽身粉，按揉患侧胸锁乳突肌，每次 15 分钟，每日 2 次。经常帮助孩子向健侧转头，动作要轻。

例90

提问：我女儿最近几个月有点掉头发，枕头

上、肩上总是一撮一撮的，不知道是什么原因？应该怎么推拿呢？

回复：多因脾胃受伤或肝肾亏损所致。用十个手指干梳头，横搓腹部脾胃肝胆区。